胃食管反流病多学科诊断与治疗

主编　党　彤　孟宪梅　年媛媛

科学出版社

北　京

内 容 简 介

胃食管反流病（GERD）是消化系统常见的慢性病，具有患病率高、临床表现多样、易反复等特点，严重影响患者的生活质量。GERD 不只局限于消化系统疾病，其已经从一个相对局限的消化内科疾病逐渐发展为涉及多学科的疾病。本书汇集了消化内科、呼吸内科、耳鼻喉科、普外科、儿科等多个学科的医学专家，在查阅大量文献和总结多年临床经验的基础上共同编撰。本书内容涉及 GERD 的发病机制、临床表现、诊断、治疗、患者教育等，以及儿童 GERD 的诊治，以期促进医务工作者全面认识 GERD 的多样化临床表现及相应的治疗策略。

本书适用于从事 GERD 临床和科研的消化内科、呼吸内科、耳鼻喉科、普外科、儿科、中医科等相关医护人员、医学生和进修生使用。

图书在版编目（CIP）数据

胃食管反流病多学科诊断与治疗 / 党彤，孟宪梅，年媛媛主编. 北京：科学出版社，2024.6. -- ISBN 978-7-03-079033-0

Ⅰ. R573

中国国家版本馆 CIP 数据核字第 2024J61M00 号

责任编辑：丁慧颖　许红霞 / 责任校对：张小霞
责任印制：肖　兴 / 封面设计：龙　岩

科学出版社 出版
北京东黄城根北街 16 号
邮政编码：100717
http://www.sciencep.com

北京九天鸿程印刷有限责任公司印刷
科学出版社发行　各地新华书店经销

*

2024 年 6 月第 一 版　开本：880×1230　1/32
2024 年 6 月第一次印刷　印张：6 1/2
字数：196 000
定价：78.00 元
（如有印装质量问题，我社负责调换）

《胃食管反流病多学科诊断与治疗》
编者名单

主　编　党　彤　孟宪梅　年媛媛

副主编　江振宇

编　者　（以姓氏汉语拼音为序）

布赫巴雅尔　陈洪锁　陈小荣　高　鑫

李慧艳　刘　畅　刘　琳　马永强

孟旨毅　秦　龙　秦四梅　石晓璐

苏日古格　苏日娜　汤泊夫　王　晶

王　璐　王觅柱　王秋红　王紫玄

吴　敏　武　勇　武金宝　许智超

姚　洁　于小明　张静洁　郑连生

周　怡

序 一

我非常高兴应党彤、孟宪梅、年媛媛三位主编的邀请为《胃食管反流病多学科诊断与治疗》作序。

胃食管反流病（GERD）是消化系统常见的慢性病，临床表现多样、涉及多个科室，治疗相对而言并不复杂，但不适症状往往反复发作，严重影响患者的日常生活。由胃食管反流引发的精神心理异常也呈增长趋势。包头医学院第二附属医院消化内科在内蒙古自治区处于领先学科水平，长期关注 GERD 的诊疗，开展了 GERD 专科门诊，近期还整合消化内外科资源，成立了 GERD 亚专科，积累了丰富的科研和临床经验，为当地 GERD 患者提供了精准全面的诊疗服务。

该书内容涵盖了 GERD 发病机制、多学科临床表现、诊断与鉴别诊断、治疗，还包含了儿童 GERD 诊断与治疗、患者教育管理与科普宣传。该书既参考了大量指南共识、文献资料，又体现了各位编者在一线工作的经验体会；既有复杂的机制讲解，又有通俗易懂的科普宣传；既有消化内科常规诊疗方法，又有精神心理科的"非常规"治疗方法。

总之，该书内容详尽，图文并茂，具有较高的学术指导价值和临床实用价值，是广大消化内科医生，尤其是胃食管反流病的研究者、医务工作者的重要参考书。

周丽雅

2024 年 6 月

序　二

胃食管反流病（GERD）是消化系统常见的慢性病，可并发反流性食管炎（RE）、非糜烂性反流病（NERD）、Barrett 食管（BE）及其相关腺癌。GERD 的发病率在全世界范围内呈逐年上升趋势，该病具有临床表现多样、症状易反复等特点。GERD 不只局限于消化系统疾病，当胃内容物反流至食管上括约肌以上部位时会引起食管外症状综合征。因此，GERD 从一个相对局限的消化内科疾病逐渐发展为涉及多学科的疾病，严重影响患者的生活质量。但我国当前对 GERD 的诊断和治疗重视不够，尤其在广大的基层医院尤为突出。这种情况影响着我国对 GERD 诊断和治疗的总体水平，因此有必要加强对 GERD 的认识。截至目前，世界上已有多个 GERD 的共识意见，很多基本概念也已达成广泛共识，近年来关于 GERD 诊断和治疗有很多研究成果，我国学者也在该方面做了许多工作并发表了多项研究成果，有必要将这些研究成果总结并广泛宣传。

该书围绕 GERD 多学科表现的特点，汇集消化内科、呼吸内科、耳鼻喉科、普外科、儿科等多个学科的医学专家，内容涉及 GERD 发病机制、临床表现、诊断、治疗、患者教育，以及儿童 GERD 的诊治。对 GERD 诊断和鉴别诊断时的比较复杂的操作，如 24 小时 pH 监测、食管高分辨测压都做了详细的介绍。本书还邀请中医、心理专家撰写了 GERD 中医辨证分析和精神心理诊疗内容，这些也是该书的亮点之一。

该书参考国内外多个有关 GERD 的共识意见并查阅大量近期文献，内容丰富，图文并茂。所有编者具有丰富的临床经验和较高的诊治水平，该书具有较高的学术水平和实用价值，是一本较为全面的 GERD 专著。该书有利于提高我国医务工作者尤其是基层医生诊治 GERD 的水平和重视程度，同时对医学生、研究生和进修生均有参考价值。

张　军

西安交通大学医学院第二附属医院

2024 年 4 月

前　　言

胃食管反流病（GERD）是消化系统常见的慢性病，是指胃内容物反流入食管、口腔（包括喉部）或肺部所引起的不适症状和（或）并发症的一种疾病。GERD 可并发反流性食管炎（RE）、Barrett 食管（BE）及其相关腺癌等。

全球基于人群的研究结果显示，每周至少发作 1 次 GERD 的患病率为 13%。不同国家、地区 GERD 的患病率不同，流行病学调查显示北美洲、欧洲、东亚、中东、南美洲国家和澳大利亚的 GERD 患病率分别为 18.1%～27.8%、8.8%～25.9%、2.5%～7.8%、8.7%～33.1%、23.0% 和 11.6%。西方国家 GERD 的患病率较高，亚太地区 GERD 的患病率相对较低，但近些年亚太地区 GERD 的患病率呈上升趋势。我国基于人群的流行病学调查显示，每周至少发作 1 次烧心症状的患病率为 1.9%～7.0%。GERD 可影响所有年龄段的人群，但主要集中于年龄大于 40 岁的人群。GERD 的发病没有性别差异，但其并发症多见于男性，RE 的男女比例是 2∶1，BE 的男女比例是 10∶1。

对 GERD 进行深入探索发现，GERD 不只局限于消化系统疾病，其在消化系统的表现称为 GERD 食管综合征，食管外反流在耳鼻喉科称为咽喉反流（LPR），定义为胃内容物反流至食管上括约肌（UES）以上部位（包括鼻腔、口腔、咽、喉、气管、肺等）的现象。咽喉反流性疾病（LPRD）为胃内容物反流至 UES 以上部位引起一系列症状和体征的总称，也称为食管外综合征。

GERD 已从一个相对局限的消化内科疾病逐渐发展为涉及多学科（消化内科、耳鼻喉科、呼吸科、心内科、消化科、胸外科、普外科、儿科、口腔科、急诊科、心理科、中医科、影像科）的疾病。

基于胃食管反流造成的多器官影响，汪忠镐院士于 2007 年提出了一个新概念：胃食管喉气管综合征（GELTS），指由反流引起的以咽喉部为核心的、常以呼吸道表现尤其是哮喘、喉气管痉挛为突出点的，涉及呼吸和消化两大系统和耳鼻口腔的一系列相应临床表现，或者以胃食管交界区（GEJ）为启动器、以咽为反应器、以口鼻为效应器、以喉气道为喘息发生器的临床综合征，并将该综合征分为 4 期，即胃食管期、咽期、口鼻腔期和喉气管期。之后 GELTS 概念发展为胃食管气道反流性疾病（GARD），指消化道反流物对食管和气道等反流通道的刺激和损伤所造成的不适症状、并发症和（或）终末器官效应的一种疾病，可表现为典型 GERD、反流性胸痛、反流性口腔疾病、反流性咽喉炎、反流性咳嗽（GERC）、反流性哮喘（GERA）、反流性喉痉挛和反流性误吸等，症状可为偶发，也可频繁或持续发作，并且可引起反流相关的炎症、黏膜损伤、癌前病变乃至肿瘤。

食管外症状综合征具有涉及组织器官多、症状多样但不典型、个体差异大且抑酸治疗效果不理想等特点，给临床诊断和治疗带来了很大难度。

本书围绕 GERD 多学科表现的特点，汇集多个学科的医学专家合力编撰，以期促进医务工作者全面认识 GERD 的多样化临床表现及相应的治疗策略。

党　彤　孟宪梅　年媛媛
2024 年 4 月

目　　录

第一章　胃食管反流病的发病机制 ································· 1

第二章　胃食管反流病的多学科临床表现 ··················· **32**

　第一节　胃食管反流病的食管综合征 ··················· 33

　第二节　胃食管反流病的食管外综合征 ··············· 40

　第三节　胃食管反流病的其他相关症状 ··············· 45

　第四节　反流相关性心理状态改变 ····················· 49

第三章　胃食管反流病的诊断与鉴别诊断 ··················· **55**

　第一节　胃食管反流病的PPI试验性治疗及诊断 ····· 56

　第二节　胃食管反流病的常用量表 ····················· 57

　第三节　胃食管反流病的内镜诊断 ····················· 62

　第四节　胃食管反流病的病理诊断 ····················· 78

　第五节　胃食管反流病的食管高分辨率测压 ········· 82

　第六节　胃食管反流病的反流监测 ····················· 93

　第七节　胃食管反流病的影像学诊断 ··················· 99

　第八节　胃食管反流病的中医辨证分析 ··············· 104

　第九节　胃食管反流病的鉴别诊断 ····················· 110

第四章　胃食管反流病的治疗 ································· **119**

　第一节　胃食管反流病的生活饮食调节 ··············· 119

　第二节　胃食管反流病的药物治疗 ····················· 124

　第三节　胃食管反流病的内镜治疗 ····················· 135

　第四节　胃食管反流病的外科治疗 ····················· 139

　第五节　胃食管反流病的中医药治疗 ··················· 148

第六节　胃食管反流病的心理治疗 ………………………………… 157

第七节　食管外反流症状的治疗 …………………………………… 167

第八节　难治性胃食管反流病的发病机制与治疗 …………… 168

第五章　儿童胃食管反流病的诊断与治疗 ………………………… **178**

第六章　胃食管反流病的患者教育管理与科普宣传 ……………… **188**

中英文缩略语 ……………………………………………………… **192**

第一章

胃食管反流病的发病机制

胃食管反流物是胃食管反流病（gastroesophageal reflux disease，GERD）黏膜损伤，产生症状及并发症的主要原因和诱因。生理状态下，人体的抗反流防御机制和反流损害因素处于平衡状态，当抗反流因素减弱或损害因素增强时会使这种状态失衡，即可引起黏膜病理改变、出现各种不适症状和（或）并发症。除了胃食管反流物直接作用，其他众多因素，如遗传因素、脑肠轴异常、内脏高敏感、炎症反应等均参与GERD及各亚型的发生、发展过程（图 1-0-1）。

一、抗反流屏障的解剖结构、抗反流机制

抗反流机制基本包括胃食管交界区（gastroesophageal junction，GEJ）的机械性抗反流屏障、食管清除作用、食管壁组织屏障功能三个方面。

胃食管交界区正常组织解剖结构包括食管下括约肌（lower esophageal sphincter，LES）、膈脚、膈食管韧带、食管腹段，以及食管腹段和胃底组成的 His 角（正常是锐角），这些解剖结构共同组成了抗反流阀瓣，可有效阻止胃内容物的反流。正常时 LES 和膈脚在 GEJ 形成一高压带，LES 长 3～4cm，是环形平滑肌在鳞柱状上皮交界区（squamous-columnar junction，SCJ）水平包绕食管下段，其一部分位于胸腔、一部分位于腹腔（图 1-0-2）。胃食管高压带的压力中 90% 来源于 LES。LES 肌层比邻近的食管肌层略厚且呈不对称性分布，其肌

层厚度与局部压力呈正相关。静息时 LES 压力维持在 10 ～ 30mmHg，LES 的张力和长度在抗反流中起重要作用。吞咽时 LES 松弛，使食物从食管进入胃腔，LES 内环肌的收缩和舒张仅在吞咽继发蠕动和一过性食管下括约肌松弛（transit lower esophageal sphincter relaxation，tLESR）时发生。

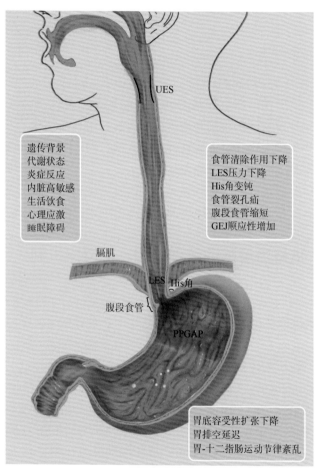

遗传背景
代谢状态
炎症反应
内脏高敏感
生活饮食
心理应激
睡眠障碍

食管清除作用下降
LES压力下降
His角变钝
食管裂孔疝
腹段食管缩短
GEJ顺应性增加

膈肌

LES His角

腹段食管

PPGAP

UES

胃底容受性扩张下降
胃排空延迟
胃-十二指肠运动节律紊乱

图 1-0-1 胃食管反流病的发病机制和影响因素

UES. 食管上括约肌；LES. 食管下括约肌；PPGAP. 餐后近端胃内酸袋

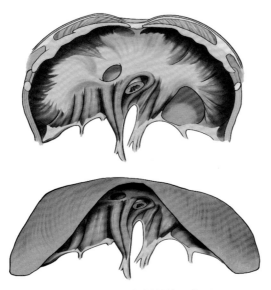

图 1-0-2　膈肌解剖结构示意图

　　膈为薄片状的肌 - 腱性结构，四周是呈放射状排列的肌性部，中央是马蹄形腱膜部分，称为中心腱。膈的肌性部根据起点分为胸骨部、肋部和腰部，其中腰部又分为内侧肌束和外侧肌束。内侧肌束起自于左、右膈脚（crura of diaphragm，CD），外侧肌束起自内、外侧弓状韧带。膈脚为一对肌 - 腱性结构，下端的腱性部与脊柱的前纵韧带相融合。右膈脚常起自 $L_{1\sim3}$ 及腰椎间盘的前外侧面，左膈脚起自 $L_{1\sim2}$ 或 $L_{1\sim3}$ 及腰椎间盘的前外侧面。两膈脚的内侧有不甚明显的正中弓状韧带相连。

　　膈有 3 个恒定的较大裂孔，分别是腔静脉孔、食管裂孔、主动脉裂孔。食管裂孔位于中心腱后方膈的肌性部，约在 T_{10} 平面及正中线左侧 2 ～ 3cm 处。食管裂孔由肌束形成，肌纤维均来自膈脚，在 LES 远端环绕食管，其中以来自右膈脚的肌纤维围绕形成裂孔两侧边缘者最多见，在我国患者中约占 75%。膈脚肌纤维的收缩一方面从两侧压迫食管，另一方面因肌纤维向下拉而使食管下段形成的角度增大，起到括约作用。吸气时，膈肌收缩，使食管下段缩小，钡剂检查时很容易见到。少数人食管裂孔左、右两缘的肌纤维分别来自膈的左、右脚，主要纤维束未形成交叉环绕食管，因此对食管下段两侧的压迫作用较差。

腹式深吸气时，膈角收缩叠加在 LES 上，使得 GEJ 的压力增高，此时膈脚在功能上相当于外括约肌。胃套索纤维在腹压突然上升时会反射性收缩以关闭胃近端入口而阻止反流发生。

食管清除能力降低表现为食管排空能力降低和唾液分泌能力下降。食管清除作用包括容量清除和化学清除。容量清除是指健康人在吞咽动作后，食管体部会随之出现由近向远的原发性蠕动。当胃食管反流发生时，反流物引起食管扩张，进而诱发继发性蠕动以清除反流物。此外，唾液、食管腺体分泌的黏液和碳酸氢盐能有效中和胃酸，达到化学清除的作用。各种原因引起的唾液和食管腺体分泌的黏液减少也使得食管黏膜的酸暴露时间（acid exposure time，AET）延长。

食管壁组织抵抗力包括上皮前、上皮和上皮后屏障。①上皮前屏障主要是附着在上皮表面的黏液和其中的碳酸氢根离子，可屏障胃蛋白酶、中和氢离子。②上皮屏障指紧密排列的复层鳞状上皮，具有不渗透、不吸收、中和氢离子的作用。完整的上皮细胞及上皮细胞之间的紧密连接是黏膜屏障的重要保障。在酸反流、心理应激、胆汁反流的作用下，GERD 患者的食管上皮细胞会发生一系列形态学变化，如根部连接复合体改变、细胞旁通透性增加、细胞间隙扩张。这些变化通常归因于紧密连接蛋白（如 Occludin、CLDN1、CLDN4）的表达和定位、桥粒的数量、黏附连接蛋白 e- 钙黏蛋白切割发生改变。③上皮后屏障指上皮下丰富的毛细血管网，可提供丰富的血液供应，从而中和氢离子、修复上皮细胞。此外分布丰富的 Na^+/H^+ 泵可将进入上皮的 H^+ 置换出上皮表面以避免进一步的损伤。

二、上消化道动力因素对 GERD 的影响

临床疾病归类或科研项目申报时，一般将 GERD 划分为酸相关性疾病。但从发病机制探究，GERD 发生的根源在于动力异常，由于异常的或不协调的动力改变，生理性本应该存在的"酸"发生移位，从而引起一系列的不适症状、体征或疾病。反复反流引发食管炎、食管缩短、食管体部蠕动减弱，更进一步促进反流发生。因此，反流与动力异常之间的因果关系尚不确定，可能是互为因果、互相促进。

（一）食管下括约肌功能受损

鳞柱状上皮交界的高压区域是由平滑肌组成的 LES 和由骨骼肌组成的膈脚组成。LES 和膈脚在解剖学上存在重叠，由两条膈食管韧带紧紧固定；这些韧带起源于膈肌表面，一个来自胸椎表面，另一个来自腹部表面。这两条韧带深入食管外膜、纵行肌和环形肌。膈脚在食管外的"挤压"作用受呼吸运动的影响，GEJ 呼气末压力主要来自 LES，吸气末压力主要来自膈脚。膈脚压力在吸气、咳嗽、打喷嚏或弯曲时会增加，以防止胃 - 食管压力梯度增加。研究显示，GERD 患者的膈脚压力显著低于健康人群，LES 和膈脚分离是食管裂孔疝（hiatal hernia，HH）发生的重要机制，食管裂孔疝可进一步加重胃食管反流。

LES 由迷走神经和交感神经共同支配，肠肌神经丛的兴奋性和抑制性神经元及许多神经体液因子参与调节 LES 压力，LES 压力在维持胃 - 食管压力梯度、抗反流方面具有重要作用。LES 静息压维持在 10 ～ 30mmHg，当 LES 压力小于 6mmHg 时则容易发生胃食管反流。LES 长度的缩短也与反流事件相关。研究显示，食管酸暴露与 LES 功能受损呈正相关性，食管反流监测异常的 GERD 患者中 83% 存在 LES 压力降低或缩短的情况。

（二）一过性食管下括约肌松弛

一过性食管下括约肌松弛（tLESR）是指与吞咽无关的一过性食管下括约肌松弛，持续时间 10 ～ 45s，伴食管基础压的轻度上升，缺乏食管体部有效的蠕动收缩。tLESR 是因近端胃扩张激活迷走神经反射而发生，多出现于餐后。LES 松弛时胃 - 食管压力梯度相应增加、胃食管连接处管腔顺应性增加、食管纵行肌收缩使得食管相应缩短而促进反流发生。

tLESR 也常发生于健康人，尤其是于餐后，胃近段扩张使得 LES 松弛以排出胃腔内随进食吞咽的气体，但健康人 tLESR 时很少出现反流症状，可能与健康人完整的膈脚功能和食管体部蠕动清除功能有关。tLESR 在 GERD 的反流中起重要作用，约 65% 的 GERD 患者在 tLESR 时存在反流。一些食物，如巧克力、酒、薄荷、碳酸饮料通过诱导胰高血糖素样肽的释放而增加 tLESR 的发生。肥胖、食管裂孔疝、右侧卧位也可增加 tLESR 的发生。有研究显示 GERD 患者的 tLESR 发生频率较健康人高，其诱导的酸反流是健康人的两倍。但另一些研究显示健康人和 GERD 患者的 tLESR 频率并没有统计学差异，可是 GERD 患者反流倾向于酸反流，而健康人更倾向于气体反流或弱酸液体反流。

（三）食管裂孔疝

LES 压力降低是 GERD 发生反流的主要因素，很多因素可引起 LES 压力降低，最常见的情况是存在食管裂孔疝。存在食管裂孔疝时 LES 和横膈的解剖位置相对分离，导致食管下段高压带的作用减弱。食管裂孔疝多是由随着年龄增长而膈食管韧带萎缩松弛引起的，长期的腹内压增高也可诱发食管裂孔疝。食管裂孔疝的大小、腹内压与胃食管反流呈正相关，疝囊可作为"储存池"，当 LES 压力降低时疝囊内的液体即可反流入食管。此外，食管裂孔疝也可以是间歇性发作，间歇性食管裂孔疝是介于正常和明显食管裂孔疝之间的一种中间状态，通常在腹围增加、腰带较紧等情况下发生。tLESR 的发生和频率与食管裂孔疝的大小呈正相关，此外，伴随食管裂孔疝发生的 His 角变钝、食管腹段缩短也会促进反流发生。

（四）近端胃扩张、胃排空延缓

tLESR 由迷走神经通路介导。胃扩张时 GEJ 周围的迷走神经传入纤维被激活，激活后的神经脉冲沿着迷走神经传入纤维传递到孤立束核，随后触发孤立束核（NTS）和迷走神经背侧运动核（DMV）之间的信号传递，最后神经脉冲沿着迷走神经的传出纤维传递到 LES 和膈脚，导致 LES 松弛、食管缩短和膈脚张力降低，从而削弱抗反流屏障的作用，导致 GERD 的发生。

胃排空延缓、十二指肠胃反流的胆汁酸与胃酸协同，加重对食管黏膜的损伤。Gourcerol 等对 30 例 GERD 患者行食管 pH- 阻抗和 C^{13} 辛酸呼气实验以分析胃排空与反流之间的关系，显示其中 13 例患者有胃排空延缓，胃排空延缓增加了白天（尤其是餐后）的液体和混合反流，但对食管酸暴露却没有影响。

（五）食管动力异常

食管动力异常分为 UES 压力降低、食管体部动力异常、GEJ 功能异常。UES 也称为咽食管括约肌，属于骨骼肌，由甲咽肌、环咽肌和食管近端环形肌三个部分组成。GERD 患者 UES 压力过低的现象比较普遍（约 50%），而咽喉反流（laryngopharyngeal reflux，LPR）患者的 UES 压力明显低于典型 GERD 患者。反流暴露增加或 UES 保护性功能减弱可能会导致咽喉反流和微吸入，从而参与食管外症状乃至并发症的发生。但也有研究显示伴咽喉反流症状的 GERD 患者其 UES 压力降低不显著，提示 UES 也可能并不直接参与咽喉反流的发生。

与食管黏膜相比，咽喉部黏膜对反流更加敏感。汪忠镐院士团队提出咽喉反流的"3S"现象，UES 是一个高压区，类似一个位于咽部的"喷嘴"，作为咽和食管之间的屏障，以阻止空气进入消化道，也防止反流物从食管进入咽喉部。然而，当高位反流突破 UES 高压带时可形成不同形式的经咽喷洒现象，即"3S"（spilling、spraying、spurting）现象，参与形成食管外反流。

食管清除能力包括唾液中和反流物、食物重力作用和食管体部蠕动，其中食管体部蠕动起主要清除作用。食管廓清能力降低时，当发生反流时无法有效及时地清除黏膜表面的反流物，从而增加了反流物黏膜暴露时间，导致食管黏膜长时间暴露于反流物刺激性环境。暴露持续时间与症状、黏膜损伤严重程度具有直接相关性，但目前尚无直接评价食管清除能力的指标。食管体部蠕动分为蠕动收缩和非蠕动收缩。蠕动收缩可以有效地清除胃和十二指肠反流入食管的酸性内容物；非蠕动收缩无食管廓清能力。食管体部蠕动降低或无效动力使得食管廓清能力下降。长期反流会导致食管下段纵行肌收缩、食管缩短，GEJ 向近侧移动，进一步削弱食管下段高压带，并且处于胸膜腔负压位置的 GEJ 更增加了胃-食管压力梯度，进而进一步诱导反流及症状发生，胃食管反流与食管体部动力异常可能是互为因果的关系。

三、餐后近端胃内酸袋

餐后近端胃内酸袋（postprandial proximal gastric acid pocket，PPGAP）简称酸袋，是餐后存在于近端胃的一个未缓冲的高酸区域，是近年GERD 发病机制的研究热点之一，可能是 GERD 餐后酸反流的源头。

传统观点认为进食后胃酸受到食物的缓冲作用，胃内环境应该处于弱酸甚至中性状态，即使有反流，其酸度应该也不高。但临床实验观察到餐后反流入食管内反流物的 pH 远低于胃内 pH，这种矛盾现象引起学者们的关注。2001 年 Fletcher 等采用食管胃双 pH 电极牵拉法对健康志愿者进行研究，通过牵拉法及金属夹片定位法观察到 GEJ 附近有明显的胃食管 pH 分界点。首次发现健康人餐后在食管远端和近端胃之间存在一个未被食物缓冲的高酸区域，长约 2cm，其平均 pH 远低于胃体（1.6 vs 4.7），位于 LES 下方并延伸至 SCJ。同时发现餐前胃内 pH 是均匀稳定的，餐后胃内食物缓冲作用是不均质的，胃体处缓冲程度最大，向近侧逐渐减弱，至胃食管 pH 交界点的远侧约 2cm 处呈显著高酸性区域。健康人胃食管 pH 分界点和 SCJ 在空腹时基本处于同一水平，餐后 SCJ 的位置保持不变，而胃食管 pH 分界点向近侧移动，平均幅度约 1.7cm。这意味着餐后酸性胃液可跨越 SCJ，食管末端鳞状上皮完全暴露于酸性环境，此时 PPGAP 包括 SCJ 近侧 1.7cm 和 SCJ 远侧 0.3cm 内的范围。这可能与食管末端和贲门黏膜炎症、肠化及癌变的高发生率有关。餐后胃食管 pH 交界点向近侧移动的具体原因尚不清楚，可能是 GEJ 上移导致胃食管 pH 分界点和 SCJ 均相应向近侧移动，也可能是餐后近端胃扩张使贲门甚至食管末端扩张而导致胃食管 pH 分界点相对 SCJ 而近移，此时 SCJ 位置没改变。

（一）PPGAP 的定义

目前对 PPGAP 的定义存在争议，最初认为其是一个逃避食物中和的未被缓冲的酸层，之后认为其是在胃的近端与食管下端之间 pH < 4 的区域。也有学者认为 PPGAP 是一个超过 4cm 的其范围内 pH 相对胃内 pH 下降超过一个单位的区域。另有学者定义 PPGAP 是胃皱襞近

侧缘的下方平均 pH $\leqslant$ 2 的区域。

多项研究发现 PPGAP 只是餐后胃内食物消化过程中存在的一个特殊区域，并不是一个充满酸性胃液的囊袋。Pandolfino 等认为 SCJ 呈现的酸是以"酸膜"的形式存在，而非"酸袋"，酸膜更能解释反流性疾病中食管远端黏膜的病变。但 Beaumont 等采用荧光成像方法观察到近端胃确实存在酸池，餐后 30 分钟时插入胃管可吸出约 7ml pH 为 1.8 的酸性液体，此时荧光成像显示酸池消失，大约 10 分钟后酸池再次出现，餐后 80 分钟时再次抽吸出 50ml pH 为 2.3 的液体。作者由此认为 PPGAP 是分泌的胃液漂浮于食糜之上，具有一定的容量，当反流事件发生时其液体容量足够酸化近侧的食管黏膜。

笔者的前期研究显示 PPGAP 普遍存在于健康人群和 GERD 患者中，其病理意义在于 GERD 患者的 PPGAP 发生频率、长度及酸度明显高于普通人群，位置更靠近 SCJ，PPGAP 在 GERD 患者的餐后酸反流中起重要作用。

（二）PPGAP 的生理和形成机制

胃酸的基本生理作用是杀灭吞咽到胃腔的可能致病微生物，PPGAP 因此可保持进食时的酸屏障。PPGAP 的形成机制尚不明确，可能的原因如下。

1. 近端胃逃逸食物的缓冲作用　食物对胃酸有缓冲作用，进食后胃内 pH 升高呈多层次、pH 不均一状态。Fletcher 等通过体外研究发现，人体酸性胃液与食糜混合后，尽管外观看似均匀，但混合溶液的表层 pH 为 1.7，而底部 pH 为 3.7（混合前两者的 pH 分别是 0.6 和 6.2），表明亲水的胃酸会漂浮在疏水的食糜上，导致在含有食物的胃腔上端存在一个未缓冲的酸性区域。但有研究显示 PPGAP 是不依赖于体位而存在的，因此不是简单的重力作用或酸性液体漂浮于食糜脂质层上方的物理作用。

2. 胃动力因素　胃动力可能在 PPGAP 形成过程中发挥了一定的作用。由于胃的收缩波起始于胃大弯中段，之后向胃窦推进，在此过程中胃液与食物充分混合，经物理搅拌和化学消化将食物变成食糜排入十二指肠。而餐后近端胃处于相对静止状态，使得分泌的胃液漂浮于食糜上，形成高酸区域。Herbella 等采用高分辨率测压的方法研究发现，胃近端的确表现出无效压力。Boecxstaens 等报道促动力剂可降低 PPGAP 的发生率，也提示胃动力可能参与 PPGAP 的形成。

3. 胃的解剖结构　　胃酸是由胃黏膜壁细胞分泌的，进食后在胃腔的外围区域由于接近黏膜而呈高酸区域，胃腔中央由于食物的缓冲作用呈弱酸区域。进食可刺激胃酸分泌，但同时也扩大了胃腔，因此单位表面积的胃皱襞密度反而减少了。而接近贲门部的胃皱襞由于解剖位置的限制不能扩展，因此胃皱襞密度相对较大、胃酸相对比较集中，从而形成 PPGAP。Herbella 等对 15 例病态肥胖患者行 Roux-en-Y 胃旁路手术，于术后采用 pH 电极牵拉法检测 PPGAP，结果显示，空腹时 11 例患者具有正常的胃酸环境，高脂餐后仅 3 例（3/11）患者存在 PPGAP，长度为 1 ～ 3cm。之后该研究组纳入了 15 例行 Nissen 胃底折叠术的 GERD 患者，于术后检测 PPGAP，发现 8 例患者胃腔是低胃酸状态，3 例餐后胃内持续酸性（没有缓冲效果），1 例无 PPGAP，3 例具有 PPGAP。Roux-en-Y 胃旁路手术后和 Nissen 胃底折叠术后 PPGAP 的低发生率说明胃底可能在 PPGAP 形成中具有一定作用。该研究组还对 15 例因胃癌行胃远端大部切除、Roux-en-Y 重建的术后患者用同样的方法检测 PPGAP，发现空腹时 6 例（6/15）患者存在胃酸，6 例患者中餐后仅 3 例检测到 PPGAP。这提示胃窦也可能在 PPGAP 形成中具有一定作用。

4. 食管裂孔疝　　其可影响 PPGAP 的位置和大小，进而影响胃食管反流。Beaumont 等对 12 例健康志愿者、12 例伴小裂孔疝（≤ 3cm）的 GERD 患者和 10 例伴大裂孔疝（＞ 3cm）的 GERD 患者进行研究显示，空腹时三组患者的胃食管 pH 分界点均位于 SCJ 远侧，餐后 1 小时 PPGAP 范围最大，正常对照组餐后近侧移动不明显，食管裂孔疝患者的 PPGAP 位于 SCJ 上方。比较三组餐后反流发现食管裂孔疝患者的混合反流显著高于正常对照组，大裂孔疝 GERD 的伴酸反流 tLESR 比例明显高于小裂孔疝 GERD 和健康对照。食管裂孔疝患者，尤其是大裂孔疝患者向近侧反流幅度较高。健康对照组患者的 PPGAP 主要位于横膈下方，而食管裂孔疝患者的 PPGAP 在多数时间位于横膈上方。更重要的是，三组研究对象中当 PPGAP 的位置低于横膈时只有 7% ～ 20% 的 tLESR 伴随酸反流，当高于横膈水平时，高达 74% ～ 85% 的 tLESR

伴随酸反流。相应的，如果酸袋位于横膈下方，反流多数是非酸反流。对于非 tLESR 诱导的反流（如腹压增高、咳嗽、吞咽、深吸气），也是如此。因此，作者认为是 PPGAP 和横膈的相对位置影响反流物性质，PPGAP 低于横膈时倾向于非酸反流，高于横膈时倾向于酸性反流。多因素回归分析显示食管裂孔疝（存在与否、非大小）、PPGAP 位于横膈上方或里面是 tLESR 时发生酸反流的独立危险因素，而 PPGAP 距离 SCJ 的距离是酸反流的保护因子。

5. 食物因素　Simonian 等研究了不同饮食对 PPGAP 的影响，发现高脂、高蛋白、辛辣食物虽然餐后缓冲能力强，但其 PPGAP 长度却比温和性食物长，并且持续时间也长，可能由于这些食物可延长胃排空、增加 tLESR。在含同等热量下，食物中脂肪含量对健康志愿者和 GERD 患者餐后 6 小时内的酸反流无影响。Shapino 和 El-Serag 等研究提示，每天脂肪、胆固醇和热量的总量增加可促进 GERD 患者酸反流的发生，并且存在剂量正相关性。Fox 等研究显示，高热量饮食可防止 GERD 患者餐后食管酸暴露，而高脂肪饮料则促进反流症状的发生。此外，进食容量也可影响 PPGAP 的长度。

6. 其他因素　研究显示 Barrett 食管（BE）柱状上皮化生节段区域的细胞分布具有区域性，贲门黏膜主要分布于柱状上皮化生区域的近侧部分，而含壁细胞的泌酸黏膜主要分布于柱状上皮化生区域的远侧部分，贲门到 SCJ 的 pH 阶梯性分布可能是该部位细胞分布多样性的原因。

四、胃十二指肠反流物对黏膜的损伤作用

根据反流物的酸碱度性质，可以将反流物大致分为酸性反流物（pH ＜4）、弱酸性反流物（4＜pH＜7）、弱碱性反流物（pH＞7），弱酸反流和弱碱反流也可以统称为非酸反流，弱碱反流主要是指十二指肠液中的胆汁和胰液反流。

酸反流、弱酸反流、弱碱反流具有不同的病理机制和临床特点，首先，反流发生时段具有一定差异性，笔者的前期研究显示酸反流多于餐后 2 小时内发生，而胆汁反流多于餐前 2 小时时段发生，无论是生理性还是病理性酸反流均多分布于餐后，餐后每小时平均酸反流次数约为餐

前的 2 倍，而餐后 2 小时的每小时平均胆汁反流次数、最长反流时间和反流时间百分比均显著减少或短于餐前 2 小时时段。其次，酸反流更容易损伤黏膜，引起反流性食管炎（RE）、BE 等改变，是 GERD 最主要的损伤因素，而弱酸反流、弱碱反流对黏膜直接损伤作用略小，其与非糜烂性反流病（NERD）、难治性 GERD、内脏高敏感、质子泵抑制剂（PPI）治疗不佳的食管外症状、BE 肠化发生等具有一定相关性。

另外，反流物中的一些特殊物质如胃蛋白酶、胆汁酸、胆红素也会对黏膜造成特殊的损伤，此也引起学者的广泛关注。

（一）酸反流物对黏膜的损伤作用

胃腔内液体呈强酸性，因此胃食管反流物大多数是酸性液体，酸性反流物可通过强酸化学刺激损伤黏膜，同时可活化反流物中的胃蛋白酶原为胃蛋白酶，从而进一步损伤黏膜。酸性反流物是造成患者食管内外症状和黏膜损伤的主要因素，因此也将 GERD 归为酸相关性疾病。病理性酸反流的发生与 LES 压力降低、食管腹段缩短、食管裂孔疝等解剖结构改变和食管胃动力障碍具有直接相关性，多发生于餐后 2 小时内，且立位多于卧位时段。

NERD、RE、BE 的反流物性质略有不同，其中 RE、BE 以酸性反流为主，RE 的严重程度与酸反流程度呈正相关，BE 化生上皮的长度和酸反流的严重程度相关。Frazzoni 等发现 50 例短节段 BE 患者中 90% 食管 pH- 阻抗监测呈阳性结果，其中 72% 是酸反流异常，提示酸反流是 BE 患者胃食管反流的主要类型。作者的研究也显示，RE、BE 的酸反流事件明显多于 NERD。吴继敏等分析反流性哮喘（gastroesophageal reflux related asthma，GERA）与典型 GERD 症状患者反流特点，发现酸暴露时间、反流总次数、弱酸气体反流在反流性哮喘组高于典型 GERD 组。立位酸反流时间、酸反流次数、酸暴露时间和餐后 2 小时酸暴露时间对 GERD 的诊断价值较高。

（二）弱酸反流物对黏膜的损伤作用

弱酸反流物是指反流物 pH 为 4 ～ 7，其对接触黏膜的直接损伤作用低于酸性反流物，因此造成黏膜糜烂、溃疡的情况略低，但仍然会引起黏膜微结构改变、促进上皮细胞间隙增宽（dilation of inter cellular space，DIS），弱酸反流物也可活化胃蛋白酶原。对于 GERD 的治疗，目前一般首选质子泵抑制剂（proton pump inhibitor，PPI）等抑制胃酸分泌的药物，但研究显示 PPI 可降低酸反流，却相应增加了弱酸反流，总体反流周期数并无明显改善。弱酸反流与 BE 发生、难治性 GERD、NERD 症状发生等具有一定相关性。因此除了酸反流，也要重视弱酸反流对患者症状和食管内外黏膜损伤的影响及其临床特点。

Gutschow 等研究比较了 NERD、RE、BE 的反流情况，pH- 阻抗监测显示三组患者的酸反流没有差异，BE 患者平卧位非酸反流显著多于另外两组，提示除了酸反流，夜间非酸反流在 BE 的发病过程中也具有一定作用。研究也发现长节段和短节段 BE 的弱酸反流显著高于 RE 组和正常对照组，推测弱酸反流在 BE 黏膜病变过程中可能也起到重要作用。弱酸反流还与 BE 射频治疗后肠化持续存在具有一定相关性。

我国学者比较 NERD、食管高敏感、功能性烧心（functional heartburn，FH）的反流特点发现，NERD 患者的非酸反流次数、弱酸反流次数、总反流次数、非酸反流所占百分比增高，推测非酸反流可能是导致 NERD 症状的重要因素之一。RE 组非酸反流次数、弱酸反流次数、总反流次数、非酸反流所占百分比均低于 NERD 组，NERD 组非酸反流、弱酸反流、总反流次数、非酸反流所占百分比均高于 RE 组。混合反流、近端反流在症状相关非酸反流事件中所占比值均明显高于与症状无关非酸反流事件中的比值，因此作者推测非酸反流可能是导致烧心的重要因素之一，混合性反流和食管近端反流是影响非酸反流被感知的主要因素。

我国学者进行了有关酸反流相关咳嗽和非酸反流相关咳嗽患者的临床特点研究，发现酸反流相关咳嗽患者反酸、烧心症状发生率较高，而非酸反流相关咳嗽的抑郁发生率更高。另一项研究针对 51 例难治性 GERD 患者分析合并食管外症状和典型反流症状的难治性 GERD 患者的高分辨率食管测压及 24 小时多通道腔内阻抗 -pH（24h multichannel intraluminal impedance-pH，24h MII-pH）监测数据，显示合并食管外症状组弱酸反流事件发生率高于典型反流症状组；而两组酸反流、长反流、非酸反流和食管动力之间差异均无统计学意义。弱酸反流可能是合并食管外症状难治性 GERD 的重要发病机制。

（三）弱碱反流物对黏膜的损伤作用

生理情况下，胃腔内液体为 pH 1 ~ 2 的强酸性溶液。对于重度萎缩性胃炎、胃酸分泌不足的患者，其胃液可能呈中性溶液。因此，弱碱反流物主要是指十二指肠内容物经过胃腔反流入食管腔，其发生与上消化道运动节律异常、幽门括约肌功能不全或术后解剖结构异常等因素相关，弱碱反流物中的致病成分主要有胆汁酸、胆红素、胰酶、十二指肠分泌液，胆汁是十二指肠内容物的主要成分，胆红素是胆汁的重要成分。因此，弱碱反流有时也称为胆汁反流，24 小时多通道腔内阻抗 -pH 监测时测定反流物 pH 改变，而没有单独检测胆汁或胆红素反流量，因此一般称为弱碱反流；若用 24h pH-Bilitec2000 仪器监测反流物时可以直接测定反流物中胆红素含量，一般称为胆汁反流。

24 小时食管 pH 和胆汁联合监测发现，酸反流与胆汁反流并存者在 RE 组为 58.8%，NERD 组为 29.5%，酸反流和胆汁反流具有协同损伤作用，RE 组和 NERD 组不伴酸反流的胆汁反流发生率分别是 11.8% 和 18.2%，联合胆汁监测有助于提高 NERD 诊断，并且胆汁反流发生率与食管炎严重程度呈正相关。胆汁反流对 BE 肠化具有重要促进作用，尤其是胆汁中的去氧胆酸。

生理浓度的胆汁酸即可对食管黏膜造成损伤，主要表现为对黏膜屏障的破坏，从而引起跨食管电阻和跨膜电位差降低，黏膜对各种离子和分子的通透性增高，但生理浓度的胆汁酸不引起显著的黏膜病理改变。超过生理浓度的胆汁酸长时间作用于食管黏膜可引起黏膜糜烂和溃疡。

胆汁酸对食管上皮损伤机制有以下 3 个方面：第一，胆汁酸可溶解细胞膜脂质，引起细胞膜破坏，导致上皮细胞损伤；第二，胆汁酸具有亲脂性，能进入细胞内，使胞内胆汁酸浓度升高，破坏细胞内膜系统，引起细胞坏死；第三，胆汁酸盐刺激引起氧化应激、脂质过氧化反应、自由基产生，导致氧化应激相关基因的表达，诱导 DNA 损伤。胆汁酸还可作为一种信号分子激活相关的信号通路表达，如法尼酯衍生物受体（FXR）、尾型相关同源盒转录因子 -2（CDX-2）、黏液蛋白 2（MUC2）、Notch 信号通路，进而诱导肠化发生及 BE 癌变。

（四）胃蛋白酶对黏膜的损伤作用

胃蛋白酶是由胃主细胞分泌的胃蛋白酶原在胃液中经胃酸活化后产生的。正常情况下胃蛋白酶仅存在于胃液中，发生胃食管反流时，胃蛋白酶可反流至食管腔内，甚至 UES 上方，对食管、口鼻咽喉等部位黏膜造成损伤。

大部分声带息肉标本胃蛋白酶呈阳性表达（20/25，80%），并且胃蛋白酶阳性细胞在鳞状上皮及间质中均被发现，反流物中胃蛋白酶可能促进免疫细胞聚集，导致局部细胞因子增多，促进周围的炎症反应。

如果能从唾液中检测到胃蛋白酶，则表明存在胃及十二指肠内容物的反流，理论上是反流性疾病的客观诊断依据，但其检测灵敏度、特异度波动幅度较大，影响了唾液胃蛋白酶检测在临床中的开展。一项荟萃分析显示唾液胃蛋白酶诊断 GERD 的灵敏度波动于 43% ～ 89%，特异度波动于 25% ～ 92%。无症状人群中也有少数人唾液胃蛋白酶阳性。

五、代谢异常在 GERD 发生发展中的作用

代谢异常是机体内某种成分异常堆积的一种现象，人体长时间处于这种异常状态下会影响机体健康情况，久之会出现慢性代谢性疾病，如高血糖、高血脂、高血压等。我们对内蒙古中西部 GERD 患者进行调查发现，肥胖、经常吃巧克力或甜食、血脂异常是 GERD 危险因素（图 1-0-3）。代谢异常在 GERD 的发生发展中具有一定促进作用，分别叙述如下。

（一）肥胖与 GERD

肥胖与 GERD 的相关性得到学者们的普遍认可。肥胖可能通过增加腹压、促进炎症反应等机制，促使 GERD 发生。李冬梅等研究对比肥胖 GERD 组与正常组、超重组的食管测压数据发现，肥胖 GERD 患者的 LES 长度更短，随着体重指数（body mass index，BMI）的增加，腹压及食管酸暴露均呈递增趋势，RE 及食管裂孔疝的发生率也相应升高。也有研究报道肥胖患者的颈部脂肪沉积导致上气道狭窄，睡眠阶段

上气道狭窄、软腭松弛、舌根肥大后置，使得睡眠呼吸暂停综合征的发生率是正常体重者的 3 倍，睡眠呼吸暂停综合征患者持续用力吸气导致胸腔压力降低、横膈压力增高、呼吸道阻塞，从而导致深吸气时胸腔和食管内负压增加，LES 跨压差增大，加之患者睡眠期唾液分泌减少、食管清除能力下降，最终诱发或加重 GERD。

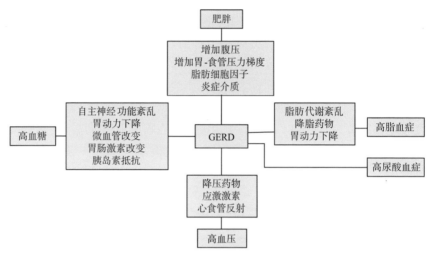

图 1-0-3　代谢异常在 GERD 发生发展中的作用

　　GERD 发病过程中约 13% 归因于 BMI 增加。一项病例对照研究显示，与对照组相比，BMI 减少 ≥ 3.5kg/m^2 的 GERD 女性患者，其GERD 症状可减少 40%。

　　除了反流等症状，BMI 增加与 GERD 的并发症（如 RE、BE 和食管腺癌）也具有相关性。Robertson 等采取磁共振成像、内镜下 SCJ 活检、pH- 高分辨率测压（high resolution manometry，HRM）等方法比较健康志愿者中正常腹围和大腹围者，发现大腹围健康志愿者的贲门黏膜显著长于正常腹围者，其长度与腹部脂肪呈正相关，并且大腹围志愿者的胃酸分布更靠近侧，推测向心性肥胖与 LES 处酸反流增加、LES 缩短、贲门黏膜延长具有相关性。而贲门黏膜延长可能参与食管末端肠化及恶变过程。

　　因此，肥胖可能通过增加腹内压、胃内压、胃食管压力梯度，从而参与食管裂孔疝的形成、促进 GERD 的发生，同时肥胖 GERD 患者更易出现食管动力失调、胃排空延迟等反流促进因素。肥胖（尤其是向心性肥胖）状态下，脂质代谢活跃、免疫炎症细胞水平显著增加，增加胰岛素抵抗倾向，上调脂肪细胞因子（如脂联素和瘦素）、白细胞介素、肿瘤坏死因子等水平，促进黏膜炎症反应，炎症系统的激活将导致黏膜分子和其他细胞因子产生增加。因此，肥胖可以促进反流，从而进一步影响 BE 和食管腺癌，它可能不只依赖于反流事件，也通过提高全身炎症反应直接参与 BE 和食管腺癌的发生过程。

但也有一些不同的研究结果，如 Fornari 等对 270 例 GERD 患者和 62 例对照者行食管测压和 pH 监测，显示无论是否有胃食管反流，肥胖者的食管蠕动力和 LES 压力显著高于非肥胖者，然而却有更多的食管酸暴露。这些说明肥胖只是 GERD 众多发病危险因素之一。Zalar 等对 250 例病态肥胖患者进行研究发现，病态肥胖患者中存在严重 GERD、BE 或食管腺癌者很少，并且 GERD 与 BMI、腹围均缺乏相关性。不同研究中肥胖和 GERD 关联的差异性可能与种族差异有关，研究显示欧洲人群中肥胖和 GERD 关联性最强，而非洲血统或亚洲个体中关联性较弱。笔者前期的研究也显示基因多态性影响肥胖与 GERD 的关联程度。

综上所述，国内外 GERD 指南指出超重、肥胖是 GERD 的危险因素，推荐减肥适用于 BMI 升高或近期体重增加的 GERD 患者。我国 GERD 共识也指出减轻体重可减少 GERD 患者的反流症状。

（二）高血糖与 GERD

全球约有 4.15 亿人口患有糖尿病。研究显示大约 40% 的糖尿病患者会出现反酸、烧心症状，国外一篇荟萃分析收集了 9067 例糖尿病伴 GERD 患者和 819 689 例非糖尿病伴 GERD 患者，研究发现糖尿病和发生 GERD 风险之间具有显著相关性，说明 GERD 可能也是糖尿病的并发症之一。研究认为，糖尿病患者发生 GERD 的原因可能是长期高血糖致自主神经功能紊乱、微血管病变、胃肠激素紊乱、口服降糖药物的种类等导致食管或胃动力障碍。

通过心率变异性观察患者自主神经活动的研究发现，糖尿病合并

GERD 患者自主神经活性、高频功率、低频功率均低于高血糖非合并 GERD 患者，表示糖尿病合并 GERD 患者存在副交感神经和交感神经的损害，糖尿病患者自主神经障碍可通过诱发食管运动障碍、降低 LES 压力、延迟胃排空而引起 GERD。也有研究表示在糖尿病患者和糖尿病动物模型中，连接大脑与胃肠道的交感神经节和迷走神经、副交感神经节的神经元数量减少，并且其轴突的结构发生了变化，进而影响迷走神经，降低胃肠道功能。

对于糖尿病微血管病变是否能诱导 GERD 的发生尚不清楚。很多学者认为糖尿病的微血管病变主要是血管内皮细胞和平滑肌细胞增殖性病变，这种微血管病变在糖尿病并发症中多倾向于视网膜病变、肾病等。但其实微血管病变也可能造成胃组织血流异常，造成胃组织缺血缺氧，改变平滑肌正常生理功能，进而引起胃排空延迟。

糖尿病可影响胃肠激素对食管的调节，如血糖增高会影响胃泌素、胃动素、血管活性肠肽、胆囊收缩素、生长抑素和胰高血糖素的分泌。大部分学者认为胃动素可以促进胃肠运动，但对于是否可以促进食管运动还有争议，国外一项研究通过探讨胃动素激动剂是否可以对胃肠运动障碍患者有效，使用高分辨率测压和 24h MII-pH 监测评估食管功能和反流指数，表明胃动素可以促进胃肠运动，但对食管功能没有明显的影响。关于血浆 P 物质、血管活性肠肽与 GERD 相关性的研究显示，糖尿病合并 GERD 患者的血浆 P 物质呈低表达，而血管活性肠肽呈高表达，推测糖尿病患者血浆 P 物质减少、血管活性肠肽增加可以抑制 LES 张力，从而导致 GERD 的产生。

胰岛素抵抗是以较高的胰岛素水平为特征的糖调节障碍，常表现为肥胖、血脂异常及高血糖，胰岛素抵抗导致 GERD 发生的机制与高血糖、肥胖相似。糖尿病合并 RE 患者的胰岛素抵抗作用明显增高，RE 患者的胰岛素抵抗现象较 NERD 患者更常见，BE 患者也具有较高比率的胰岛素抵抗现象。胰岛素抵抗与 GERD 之间的关系可能与代谢综合征、炎症因子介导有关。

（三）高血压与 GERD

研究发现高血压患者容易出现反酸、烧心症状，并且高血压与

GERD 有许多相同的危险因素，如年龄、肥胖、男性、吸烟、饮酒和教育水平等。一项研究针对 22 例高血压合并 GERD 的患者，在服用降压药物的同时口服奥美拉唑 1 个月，服药前后均进行 24 小时动态血压和食管 24h MII-pH 监测，发现病理性反流发作与高血压发作具有相关性。

高血压与 GERD 相关性的可能机制如下：①钙通道阻滞剂降低 LES，将高血压合并 GERD 患者是否服用钙通道阻滞剂分为实验组和对照组，发现服用此类药物的 GERD 患者的患病率高于对照组；②应激激素作用，高血压导致高水平的应激激素可能会减缓胃排空；③心食管反射，食管与左心房解剖结构相邻，GERD 和心房颤动之间的影响与神经丛激活相关自主神经改变、肺静脉局灶性放电的增加有关，而高血压在心房颤动的发生和延续中起着重要的作用，因此高血压引起 GERD 可能与心食管反射有关。

（四）高脂血症与 GERD

高脂血症也是 GERD 的独立危险因素。既往研究显示 GERD 的发病率升高与甘油三酯有显著相关性，而甘油三酯的升高与高脂饮食具有密切的相关性，高脂食物可延缓胃排空，可能降低 LES 张力。也有学者用高脂饮食诱导小鼠肥胖模型，发现可导致小鼠脂质代谢紊乱，使体内脂肪堆积严重，尤其是 GEJ 周围组织脂肪堆积明显，这可能是 GERD 病理基础之一。一项回顾性队列研究表明，使用他汀类药物的患者与未使用他汀类药物的患者相比更有可能被诊断为 RE 和 GERD，但他汀类药物对食管疾病的潜在作用尚不明确。

（五）高尿酸血症与 GERD

目前对于高尿酸血症与 GERD 的相关性研究较少。祝艳琼等认为在 GERD 中高密度脂蛋白与尿酸之间具有负相关性，并且两者的关系在 NERD 和 BE 患者中更为明显，而在 RE 患者中两者无意义，说明尿酸可能在一定程度上影响 GERD，而高密度脂蛋白是 GERD 患者尿酸升高的独立保护因素。

综上所述，GERD 和代谢性疾病的患病率均较高，并且均呈增长趋势，单纯抗反流屏障损伤只是 GERD 发生的致病机制之一，代谢异常及代谢性疾病与 GERD 之间存在很大的相关性，探索两者的潜在机制对于预防和治疗 GERD 也具有重要意义。

六、炎症免疫反应在 GERD 发生发展中的作用

炎症免疫反应在 GERD 发生发展、癌变过程中具有重要致病作用，传统观点认为反流物直接接触食管、咽喉部黏膜，进而损伤黏膜屏障，使得氢离子渗入，从而引发局部炎症反应，而炎症通过降低上皮屏障功能直接损伤食管上皮细胞，也可以通过改变食管平滑肌的神经肌肉传递间接参与黏膜损伤。慢性炎症反应会降低 LES 压力、食管体部蠕动收缩力，同时收缩纵向肌，促进食管裂孔疝的形成。因此，炎症和黏膜损伤之间呈恶性循环状态，从而促进了 GERD 及并发症的发生。

食管间质可维持食管上皮细胞的完整性、促进黏膜愈合和促进肿瘤微环境。复杂的基质微环境包含多种细胞类型，包括成纤维细胞、平滑肌细胞、免疫细胞、炎症细胞及内皮细胞。食管间质细胞具有广泛活性，包括对黏膜损伤的调节和对食管运动的影响，主要效应细胞可能是间充质细胞的衍生物，如成纤维细胞、肌成纤维细胞和平滑肌细胞，在炎症环境中间质细胞在数量上增殖的同时进行趋化梯度迁移。诱导迁移的分子包括纤维连接蛋白、血小板源性生长因子（PDGF）-A 和血小板源性生长因子 -B、胰岛素样生长因子 1（IGF-1）和表皮生长因子（EGF）。研究显示，GERD 患者食管黏膜可见大量细胞因子和趋化因子，如 IL-1β、IL-6、IL-8、IL-10、γ 干扰素（IFN-γ）、单核细胞趋化蛋白 1（MCP-1）和 T 细胞激活性低分泌因子（RANTES），而这些细胞因子源自包括上皮细胞、免疫细胞和异质性的基质细胞群。GERD 食管活检标本中可观察到 α-SMA 阳性非内皮细胞增加、细胞外基质 IL-6 和核因子 κB（NF-κB）激活增加。在 NERD 和 RE 活检组织中存在瞬时受体电位通道香草酸亚家族 1（TRPV1）基因和蛋白的高表达，免疫细胞化学和免疫印迹结果显示人食管肌成纤维细胞表达了公认的 TRPV1，其在酸性培养环境中可分泌 IL-6 和 IL-8，用 TRPV1 竞争性拮抗剂 AMG9810 抑制食管肌成纤维细胞可进一步抑制酸化介质下 IL-6 的分泌。

各种炎性细胞因子在 BE 及肠化过程中也具有一定作用。研究显示，

与 BE 相比，GERD 中促炎 Th1 细胞因子增加，包括 IL-1β、IL-8、IFN-γ 和 TNF-α，而 Th2 细胞因子在 BE 中占优势，BE 组织中 IL-4 上调了 4 倍。一项 BE 动物模型研究表明，IL-4 mRNA 的上调先于 CDX-2 mRNA 的增加。这说明 IL-4 在 BE 发展的早期阶段起着重要的作用。IL-4 可以下调鳞状细胞分化、诱导柱状细胞分化，但 IL-4 并不能诱导 BE 肠化标志物（如 CDX-2、MUC5AC、MUC2），也不能诱导 BE 在分层鳞状上皮层中的完全转分化。

肥胖除了机械性因素促进反流，脂肪组织还可以分泌各种活性脂肪细胞因子参与 GERD 发生发展，如瘦素、抵抗素和脂联素。其中脂联素是近年来备受关注的脂肪因子。脂联素分为全长脂联素和球状脂联素，几乎所有的脂联素都以全长脂联素的形式存在于血浆中。人血清中脂联素的生理水平在 5 ～ 30μg/ml，男性的脂联素水平通常比女性低 35%。研究显示，肥胖受试者的脂联素水平有下降的趋势，脂联素可能是预防黏膜炎症、GERD 症状和并发症的保护因子。

因此，众多研究均证实炎症反应参与 GERD 及并发症的发生发展，但反流与炎症反应孰先孰后，一直存在争议。有学者认为在动物模型中观察到 RE 黏膜损伤一般出现在反流物刺激数周之后，这与化学性损伤及时性、快速性特点并不相符，另外未直接接触反流物的近端食管黏膜、咽喉部黏膜也会出现炎症损伤，因此近些年，有学者提出了 GERD 炎症介导假说。其中强有力的证据源自一项动物实验，在急性 RE 大鼠模型中，反流物刺激 3 小时和 6 小时后食管组织即出现了 TNF-α、中性粒趋化因子 -1 mRNA 表达上调，中性粒细胞浸润、黏膜和黏膜下层水肿分别出现在 12 小时及 18 小时，提示炎症因子上调比炎症细胞浸润更早出现。慢性 RE 大鼠模型构建成功后，6 天内无食管糜烂出现，但显微镜下已出现了上皮层增厚、黏膜固有层基底细胞增生、乳头延长、炎症细胞增加。在十二指肠食管反流的大鼠模型中，造模 2 天和 4 天即出现食管黏膜下层 IL-8、IL-1β，之后逐渐出现于固有层、上皮层、上皮细胞质，T 淋巴细胞浸润在黏膜下层、固有层、上皮层出现时间分别是第 3 天、第 7 天、第 21 天，之后逐渐出现基底层细胞增生、乳头延长、黏膜糜烂破损。这提示组织炎症反应早于黏膜上皮层糜烂破损，而在这个过程中，炎症因子具有重要致病作用。因此，GERD 食管黏膜损伤可能不是反流物直接的理化刺激所引起的，趋化因子、炎症因子在黏膜损伤的早期阶段具有重要病理意义。

总之，大量炎症免疫调节因子参与 GERD 及其并发症的发病过程，这些因子在 GERD 发病过程中的具体作用机制，以及是否可作为今后药物治疗的靶点，仍需深入研究。参与 GERD 的炎症趋化因子、炎症因子中目前研究较多的有降钙素基因相关肽（calcitonin gene-related peptide，CGRP）、IL-1β、IL-4、IL-6、IL-8、IL-17、IL-23、IFN-γ、TNF-α、TLR4、NF-κB。笔者的研究也显示 RE 患者食管黏膜中 IL-17、IL-23、COX-2、PAR2、PKC 明显高于健康对照组。

七、内脏高敏感在 GERD 发生发展中的作用

内脏高敏感是指内脏对生理性刺激产生不适感或对伤害性刺激产生强烈反应的现象。造成内脏高敏感可能的因素有遗传背景，脑肠肽，离子通道异常，受体异常，迷走神经传入神经感觉异常，雌激素水平及精神心理因素等。内脏高敏感是众多功能性胃肠道疾病的重要发病机制，近些年研究显示内脏高敏感在 GERD 症状产生过程中也具有重要作用，发生在食管组织的内脏高敏感称为食管反流高敏感（esophageal reflux hypersensitivity，ERH）。

反流高敏感是指具有典型反流症状、酸暴露正常，反流症状与生理性反流事件具有关联性。反流症状患者中约有 10% 是反流高敏感，反流高敏感的症状产生始于胃食管反流刺激的食管感觉神经纤维，这一刺激通过迷走神经传入神经或脊髓神经传递到中枢神经系统，但具体机制尚未有明确定论。罗马 IV 将反流高敏感与功能性烧心、NERD、RE、BE 独立诊断，认为反流高敏感、功能性烧心与内脏敏感关联更大，而NERD、RE、BE 与反流事件关联更大（对于 NERD、RE 内脏高敏感是其发病机制的次要因素）。

临床实践研究发现内脏高敏感在 GERD 患者中很普遍，容易表现为难治性 GERD、NERD、反流性咽炎、反流性咳嗽（gastroesophageal reflux related cough，GERC）、反流性哮喘等。GERD 患者发生内脏高

敏感后，不仅对食管酸刺激敏感性增强，对食管腔内机械性刺激、胆碱能药物的敏感性也会增强。目前研究提示黏膜完整性、炎症反应、感觉神经异常、感觉受体异常、睡眠障碍可能参与食管反流高敏感的发生过程。

（一）黏膜完整性

食管黏膜完整性受损会引起黏膜屏障功能下降，反流物更容易接触到食管壁内的感觉传入神经末梢，这可以解释 NERD 患者、反流高敏感患者的症状发生原因，目前黏膜完整度可以在体内（如阻抗监测）或体外进行测量。但也有研究显示 NERD 和功能性烧心患者的黏膜完整度并无显著差异性，说明黏膜完整性可能只是影响因素之一。另外，研究较多的是食管黏膜细胞间隙，RE、NERD 食管黏膜存在细胞间隙增宽的现象，但其也可以存在于酸暴露正常的患者和部分无症状受试者中，另外细胞间隙增宽主要位于基底层，因此有学者质疑其是否真的会增加食管管腔侧有害物质的上皮通透性。

（二）炎症反应

各种炎症因子可能参与内脏高敏感和相应症状的产生，研究显示随着反流发生，NERD 食管黏膜中 IL-8 表达升高，其在诱导黏膜炎症和症状产生中具有一定作用。另外，前列腺素 E_2 通过与其受体结合在中枢和外周层面参与内脏高敏感的形成，其受体拮抗剂和双氯芬酸（非甾体抗炎药）可减轻由酸灌注引起的烧心或内脏高敏感反应。

（三）感觉神经异常

黏膜层传入感觉神经分布增多也参与内脏高敏感，研究显示 NERD 患者食管黏膜表面传入感觉神经分布多于健康对照者。除数量因素外，传入神经位置分布也影响症状产生。与食管远端相比，食管近端黏膜传入神经更靠近管腔侧，这可以解释在同等程度酸暴露下食管近端更敏感的原因。但功能性烧心患者食管黏膜传入神经的位置无明显变化，推测其高敏反应主要归因于中枢层面。

（四）感觉受体异常

感觉受体发生改变是探索内脏高敏感机制中研究较多的，如 TRPV1 可被 H^+、辣椒素和高温等多种外源性因子激活，其不仅在传入神经纤维中表达，也在非神经细胞中表达。NERD 和 RE 患者在食管黏膜活检中 TRPV1 的 mRNA 和蛋白表达水平高于健康对照组。笔者的研究显示 RE 患者食管黏膜 TRPV1 的表达高于正常对照组，动物实验显示 RE 大鼠模型 TRPV1 和 CRF 表达显著高于健康大鼠。但 TRPV1 拮抗剂对食管热、膨胀或电子电流引起的胸痛却无抑制作用，因此推测可能有其他 TRP 受体参与食管高敏反应（如 TRPM8）。参与食管高敏反应的其他感受受体有酸离子敏感通道（ASIC）、蛋白酶激活受体 -2（PAR2）。

（五）睡眠障碍

睡眠障碍也会促进内脏高敏感，烧心患者中 56.3% 的存在睡眠障碍，明显高于无睡眠障碍患者（40.7%），烧心频率与睡眠障碍患病率呈正相关。睡眠障碍与反流高敏感呈相互促进状态，反流事件影响睡眠，睡眠欠佳反过来在中枢和外周两个层面上促进反流高敏感。

此外，患者的心理状态也影响内脏高敏感，如焦虑水平与烧心、胸痛的严重程度呈正相关。过度警惕是一种精神疾病，它包括一些想法促使人们增强对自己身体感觉的注意力，如对某些症状的焦虑和期望，以及对症状后果的恐惧。当过度警觉表现在食管疾病和症状时，称为食管过度警觉，其发生症状的刺激阈值降低，目前有一项食管过度警觉和焦虑量表（EHAS）可以评估患者食管是否有过度警觉和焦虑，但尚未在临床普遍使用。

八、基因变化在 GERD 发生发展中的作用

任何疾病的发生发展都与基因、遗传背景具有紧密联系。流行病学调查显示 GERD 的发生存在种族差异性、家族聚集性；另外，双胞胎研究显示 GERD 同卵双胎同时患病率（42%）高于异卵双胎（26%），这

说明遗传基因在 GERD 发生中具有一定作用，其遗传易感性为 30% ～ 43%。临床工作中 24h MII-pH 监测显示反流程度相似的患者，其临床亚型、症状谱及严重程度却存在较大差异，这提示除了反流物的直接刺激作用，基因层面的个体异质性影响着 GERD 发生、衍变过程。一项针对 2247 例 GERD 病例和 4503 例健康对照的研究发现了 30 个 GERD 关联基因，这些基因功能涉及调节离子通道、转运功能和细胞黏附，其在维持黏膜上皮的完整性方面具有重要作用，可能参与 GERD 的发生过程。

表观遗传学改变、基因多态性是影响疾病易感性的重要原因，已被证实与多种疾病的发生有关。表观遗传学指遗传密码不发生改变，但基因所表达出来的遗传信息发生了可遗传的变化，并最终导致遗传表型发生改变的生物学现象，其主要内容包括 DNA 甲基化、非编码 RNA 调控、组蛋白修饰、染色质重塑等。很多研究表明表观遗传修饰与 GERD 发生发展具有一定程度的相关性，表观遗传修饰的失调是 GERD 发病机制的关键。

GERD 表型差异中 7% 可能归因于基因多态性。基因的单核苷酸多态性，如抗炎细胞因子（COX-2、IL-10）、DNA 修复基因（*XRCC1*、*hMLH1*）、NHC、Cyclin D1（CCND1）和 FOXF1，与 GERD、BE 或 EAC 的高风险相关。BARX1 和 ADAMTS17 多态性与 GERD 及其并发症发生具有潜在相关性。GERD 的发生还可能与氧化应激有关，内源性抗氧化酶是人体细胞对抗氧化应激的关键机制，其关键酶家族包括谷胱甘肽 *S*- 转移酶（GSTP1）（特别是 GSTP1*b）和过氧化物酶，谷胱甘肽 *S*- 转移酶的多态性可能影响患者对 BE 的易感性。表皮生长因子（A61G）的纯合子 G/G 变异基因型和 GNB3 的 -c825t 基因多态性（G 蛋白）也与反流高风险相关。

长链非编码 RNA（lncRNA）是一类非蛋白编码 RNA，lncRNA 可以对基因进行局部或全局调控，并且有多种方式调节下游的靶基因。在食管腺癌中有多种 lncRNA 表达上调，研究表明人原发性食管腺癌组织中的 lncRNA（HNF1A-AS1）明显上调。在多种体外食管腺癌模型中，*HNF1A-AS1* 基因敲除显著抑制细胞增殖、抑制细胞进入 S 期、抑制细胞迁移和侵袭。与配对的 BE 组织和正常食管组织相比，食管癌组织中

PVT1 表达上调，PVT1 高表达与分化不良、淋巴结转移和生存期缩短有关，使用 PVT1 反义寡核苷酸（ASO）有效地敲除食管腺癌细胞中的 PVT1 可导致细胞增殖、侵袭、集落形成、肿瘤球体形成和 ALDH1A1 阳性细胞比例降低，PVT1 赋予食管腺癌一种侵袭性表型，并且是一种不良的预后指标。

利用大规模平行测序对食管腺癌、BE 和正常食管组织中 180 万个 CpG 位点的甲基化进行分析，BE 和食管腺癌表现为全基因组低甲基化，显著影响基因内和重复基因组元素及非编码区。一个长链非编码 RNA AFAP1-AS1 在 BE、食管腺癌组织和食管腺癌细胞中高度低甲基化和过度表达，通过小干扰 RNA 沉默其抑制食管腺癌细胞增殖和集落形成能力，诱导凋亡，减少食管腺癌细胞的迁移和侵袭，而不改变其蛋白编码对应物 AFAP1 的表达。

microRNA（miRNA）是一类重要的基因表达调控因子。miRNA 是 18～23 个核苷酸的小型非编码 RNA，参与基因表达的转录后调控。它们通常与靶转录物的 30 个非翻译区（UTR）结合，并通过翻译抑制或转录物降解抑制基因表达。失调的 miRNA 通过靶向调控增殖、分化的基因，在炎症和癌症的发展中发挥作用，大量的研究阐述了 GERD 和炎症的关系和相互作用，利用大鼠 RE 模型研究 miRNA 表达的动态变化，结果发现 miR-29a-3p 和食管 miR-223-3p 可能在 GERD 中起作用，miR-29a-3p 可能有助于 GERD 的诊断，食管 miR-223-3p 的表达与 RE 组织 E2F1 或 STAT3 的表达呈负相关。

表观遗传学、基因多态性、lncRNA、miRNA 等多种基因调控机制参与 GERD 发展过程，但目前研究主要集中在 BE 化生 - 异型增生 - 腺癌发展过程，对于 GERD 所属三个亚型（NERD、RE、BE）的发生及患者的症状谱和治疗效果是否也具有调控作用，目前研究较少。

九、GERD 食管外症状的发生机制

GERD 食管外症状复杂多样、多数不伴典型反流症状，其发生机制与食管症状也存在不同之处，食管外症状发生机制涉及以下方面。

（一）大量反流物直接到达 UES 上方

食管动力功能受损易导致胃食管反流物大量反流至 UES 以上，反流物直接接触咽喉、气道等部位黏膜，引起相应症状和黏膜损伤。食管动力与胃食管反流具有互相促进作用，动力下降促进反流发生，反流物损伤食管黏膜，随着酸暴露时间延长，反流物也会造成肌肉纤维、神经及微环境的改变，从而进一步加重食管动力障碍，呈恶性循环状态。

（二）反流物微量吸入

当 UES 静息压过低时反流物可以从食管上端微量吸入咽喉部及气道，引起咽喉部及气道的炎症反应，误吸气道的反流物造成气道黏膜损伤，产生炎症，进而促进气道损伤及咳嗽的发作。微量吸入导致的症状一般较轻，主要是咳嗽、咽痛、声嘶，伴或不伴支气管炎症，但有时也会引起难以控制的哮喘发作。

（三）迷走神经激活、气道高敏感

当反流局限于食管下段，没有到达食管上段或 UES 以上时，也可以诱发食管外症状，其原因在于食管下段与气管支气管之间存在共同的迷走神经通路，反流物刺激食管下段的同时也会激活食管和气道迷走神经，导致支气管收缩，这种反射机制在支气管哮喘和慢性咳嗽的患者中已得到证实。如果迷走神经反射上传到食管上端，这一效应会被进一步扩大，从而发生微量吸入。

（四）支气管扩张药物的影响

扩张支气管的药物引起的相应生理改变可能也会促进 GERD，如茶碱能增加胃酸分泌、降低食管 LES 张力，研究中合并 GERD 的哮喘患者在用茶碱后食管酸暴露增加和反流症状会加重。β 受体激动剂松弛全身平滑肌张力，有潜在促进 GERD 的作用，但吸入 β 受体激动剂不会引起 GERD。

(五) 其他因素

支气管痉挛或咳嗽的发作, 通过增加胸内负压而促进 GERD 的发生; 肺部过度充气导致膈肌变平, LES 向胸部靠近, 减弱其抗反流屏障的作用。研究证实, 平卧位的 GERD 与哮喘和其他呼吸道症状及睡眠呼吸暂停综合征密切相关, 睡眠中上气道的部分狭窄或阻塞伴随胸膜腔内压增加, 患者容易发生 GERD, 随后导致呼吸道症状。

反流通道对反流物的组织反应性亦存在差异, 食管外器官和组织对胃食管反流物的耐受性及清除能力更低, 对反流物的反应阈值明显低于食管, 同一部位在相同的反流暴露下的组织反应亦存在个体差异性。

此外, 自主神经功能异常、心理因素、脑肠轴、免疫等因素在 GERD 发病中也具有重要作用。胃肠道动力疾病普遍存在自主神经功能异常, GERD 患者自主神经功能受损可引起食管清除功能降低、胃排空延缓。与健康人群相比, GERD 患者焦虑、抑郁等发生率显著升高, 可能是不良心理因素使得食管内感觉神经末梢对刺激物的敏感性增加。研究显示, 过多的胃酸分泌不是 GERD 发病机制的主要因素, GERD 患者的胃酸分泌水平与健康人无显著差异, 相当一部分症状并非由酸反流引起的。

总之, 各种原因引起 GEJ 解剖结构异常使得 LES 松弛、食管高压带削弱、膈角作用减弱、胃 - 食管压力梯度增加即可诱发胃食管反流的发生, 其中胃 - 食管压力梯度是反流的动力来源。而反流物的性状 (如容量、酸碱性或物理性状) 则是由 GEJ 管腔顺应性、食物成分、酸袋位置等因素决定的。顺应性是评估管腔状组织大小及其功能的重要因素, GEJ 顺应性增加, 则其受到反流物压力时管腔直径就可发生较大程度的变化, 从而增加反流物的容量及向近侧反流的幅度, 增加反流事件的发生率。

(年媛媛)

参 考 文 献

曹佳馨, 年媛媛, 姚晓茹, 2022. NMDAR-ERK1/2 信号通路在胃食管反流病发生过

程中的作用 . 内蒙古医学杂志，8（12）：1409-1412.

陈洪锁，孟宪梅，年媛媛，等，2022. 内蒙古中西部地区基于症状诊断的胃食管反流病患病情况及其影响因素研究 . 临床消化病杂志，34（4）：235-241.

陈旻湖，周丽雅，2016. 胃食管反流病诊疗规范与进展 . 北京：人民卫生出版社 .

次仁玉珍，余晓云，沈磊，2023. 胃食管反流病中食管黏膜上皮屏障功能炎症损伤机制 . 胃肠病学和肝病学杂志，32（6）：678-682.

高鑫，年媛媛，孟宪梅，等，2021. 代谢异常状态及疾病与胃食管反流的相关性 . 中华胃食管反流病电子杂志，7（4）：185-188.

郭子皓，陈婧，郭宝娜，等，2019. 唾液胃蛋白酶检测对胃食管反流病诊断价值的 Meta 分析 . 胃肠病学和肝病学杂志，29（12）：1369-1374.

刘正津，钟世镇，1964. 膈肌食管裂孔的解剖 . 中华外科杂志，12（5）：452-454.

年媛媛，王学勤，江振宇，等，2020. Barrett 食管、反流性食管炎和非糜烂性胃食管反流病的反流物特点 . 中华胃肠内镜电子杂志，7（4）：198-201.

年媛媛，王学勤，孟宪梅，等，2015. 体质量指数对胃食管反流病患者胃食管反流的影响 . 国际消化病杂志，1（5）：363-365.

年媛媛，张军，孟宪梅，等，2019. 胃食管酸反流和胆汁反流在餐前和餐后分布的差异性 . 胃肠病学，5（7）：430-432.

牛璐，邵国，孟宪梅，等，2021. 胃食管反流病 -Barrett 食管 - 腺癌在表观遗传方面的研究进展 . 包头医学院学报，7（10）：53-57.

汪忠镐，2017. 食管反流与呼吸道疾病：胃食管喉气管综合征 . 2 版 . 北京：人民卫生出版社 .

王吉耀，葛均波，邹和建，2022. 实用内科学 . 16 版 . 北京：人民卫生出版社 .

许智超，年媛媛，孟宪梅，2021. TRPV1 在胃食管反流病患者发病中的作用机制 . 现代消化及介入诊疗，26（6）：697-701.

姚晓茹，年媛媛，曹佳馨，2023. PAR2-PKC 信号通路在胃食管反流病黏膜损伤中的作用 . 胃肠病学和肝病学杂志，32（3）：247-251.

于皆平，沈志祥，罗和生，2017. 实用消化病学 . 3 版 . 北京：科学出版社 .

邹多武，2016. 胆汁反流与胃食管反流病 . 中华消化杂志，2（6）：368-369.

邹多武，许国铭，2006. 内脏高敏感在功能性胃肠病中的作用 . 胃肠病学，8：451-453.

Argyrou A，Legaki E，Koutserimpas C，et al，2018. Risk factors for gastroesophageal reflux disease and analysis of genetic contributors. World J Clin Cases，6（8）：176-182.

Böhmer AC，Schumacher J，2017. Insights into the genetics of gastroesophageal reflux disease（GERD）and GERD-related disorders. Neurogastroenterol Motil，29（2），doi：10.111/nmo.13017.

Bonfiglio F，Hysi PG，Ek W，et al，2017. A meta-analysis of reflux genome-wide association studies in 6750 Northern Europeans from the general population. Neurogastroenterol Motil，29（2），doi：10.111/nmo.12923.

Budiyani L，Purnamasari D，Simadibrata M，et al，2018. Insulin resistance in gastroesophageal reflux disease. Acta Med Indones，50（4）：336-342.

Dunbar KB，Agoston AT，Odze RD，et al，2016. Association of acute gastroesophageal reflux disease with esophageal histologic changes. JAMA，315（19）：2104-2112.

Dunn CP，Wu J，Gallagher SP，et al，2021. Understanding the GERD barrier. J Clin Gastroenterol，55（6）：459-468.

Herbella FA，Vicentine FP，Silva LC，et al，2012. Postprandial proximal gastric acid pocket and gastroesophageal reflux disease. Dis Esophagus，25（7）：652-655.

Jacobson BC，Somers SC，Fuchs CS，et al，2006. Body-mass index and symptoms of gastroesophageal reflux in women. The New England Journal of Medicine，354（22）：2340-2348.

Kahrilas PJ，McColl K，Fox M，et al，2013. The acid pocket：a target for treatment in reflux disease? Am J Gastroenterol，108（7）：1058-1064.

Kim TJ，Lee H，Baek SY，et al，2019. Metabolically healthy obesity and the risk of erosive esophagitis：a cohort study. Clin Transl Gastroenterol，10（9）：e00077.

Lechien JR，Hans S，Simon F，et al，2021. Association between laryngopharyngeal reflux and media otitis：a systematic review. Otol Neurotol，42（7）：e801-e814.

Li J，Chen XL，Shaker A，et al，2016. Contribution of immunomodulators to gastroesophageal reflux disease and its complications：stromal cells，interleukin 4，and adiponectin. Ann N Y Acad Sci，1380（1）：183-194.

Michael S，Marom G，Brodie R，et al，2023. The angle of his as a measurable element of the anti-reflux mechanism. J Gastrointest Surg，27（11）：2279-2286.

Nian YY，Meng XM，Wu J，et al，2020. Postprandial proximal gastric acid pocket and its association with gastroesophageal acid reflux in patients with short-segment Barrett's esophagus. J Zhejiang Univ Sci B，21（7）：581-589.

Nortunen M，Väkiparta N，Parkkila S，et al，2022. Carbonic anhydrases Ⅱ，Ⅸ，and Ⅻ in reflux esophagitis. Dig Dis Sci，67（5）：1761-1772.

Notariza KR，Nurcholis N，Yusaryahya H，et al，2021. Gastroesophageal reflux disease among elderly type 2 diabetes mellitus in a rural area of central sulawesi：a cross-sectional study. Acta Med Indones，53（1）：42-51.

Sawada A，Sifrim D，Fujiwara Y，2023. Esophageal reflux hypersensitivity：a comprehensive review. Gut Liver，17（6）：831-842.

Souza RF，Huo X，Mittal V，et al，2009. Gastroesophageal reflux might cause esophagitis through a cytokine-mediated mechanism rather than caustic acid injury. Gastroenterology, 137 (5): 1776-1784.

Taft TH, Triggs JR, Carlson DA. et al, 2018. Validation of the oesophageal hypervigilance and anxiety scale for chronic oesophageal disease. Aliment Pharmacol Ther, 47 (9): 1270-1277.

Tobey NA, Gambling TM, Vanegas XC, et al, 2008. Physicochemical basis for dilated intercellular spaces in non-erosive acid-damaged rabbit esophageal epithelium. Dis Esophagus, 21 (8): 757-764.

Wu J, Liu D, Feng C, et al, 2018. The Characteristics of postprandial proximal gastric acid pocket in gastroesophageal reflux disease. Med Sci Monit, 24: 170-176.

Zavala-Solares MR, Fonseca-Camarillo G, Valdovinos M, et al, 2021. Gene expression profiling of inflammatory cytokines in esophageal biopsies of different phenotypes of gastroesophageal reflux disease: a cross-sectional study. BMC Gastroenterol, 21 (1): 201.

第二章

胃食管反流病的多学科临床表现

由于 GERD 临床表现多样性，临床上易出现 GERD 过度诊断或漏诊现象，2006 年《美国胃肠病学杂志》发表了关于 GERD 的蒙特利尔共识，制定了全球统一的 GERD 定义和分类。根据蒙特利尔共识，GERD 的临床表现大体可分为食管综合征、食管外综合征，这些表现可单独出现，也可伴随出现。随着对 GERD 的认识不断深入，GERD 症状谱在不断增加、扩大（图 2-0-1），许多食管外症状考虑与反流具有相关性。

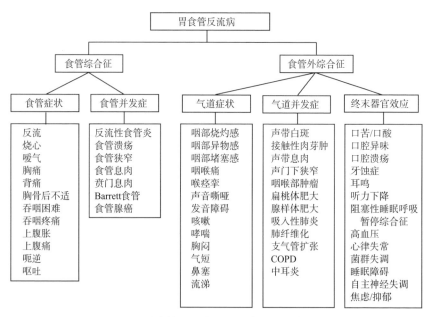

图 2-0-1　胃食管反流病相关的多学科损害和疾病

GERD 的临床表现在不同患者之间差异较大，它是一种异质性、主观性很高的疾病。中国人民解放军火箭军总医院胃食管反流病中心的一项关于 2812 例 GERD 患者的临床研究显示，GERD 患者临床表现包括反酸、烧心、反食、胸痛、背痛、嗳气、呃逆、腹胀、上腹痛、咳嗽、咳痰、憋喘、喘息、气短、呛咳、咽部异物感、咽痛、咽部发紧、声音嘶哑等，其中 2532 例患者有反食、反酸、烧心等消化道症状表现，1480 例患者有咳嗽、咳痰、憋喘等呼吸道表现，727 例患者有咽部异物感、咽痛等咽部症状表现，反酸、烧心是最常见的临床表现，咳嗽是最常见的食管外症状（达 36.34%）。由于 GERD 临床症状多样且涉及多学科，容易被误诊为其他疾病或漏诊，延误诊断和治疗。研究显示支气管哮喘是 GERD 最常见的误诊诊断，其次是慢性支气管炎、咽喉炎、冠状动脉粥样硬化性心脏病（冠心病）、慢性阻塞性肺疾病或肺气肿。

本章根据 GERD 蒙特利尔共识、国内 GERD 专家共识、GERD 多学科诊疗共识的相关内容，首先阐述食管综合征、食管外综合征，其次介绍与 GERD 可能相关的一些不典型症状或疾病，最后介绍 GERD 相关的心理、精神方面的症状。

关于 GERD 范畴，需要强调两层含义。其一，反流相关症状必须引起患者不适感觉才可以考虑 GERD，如果偶尔出现反流但没有引起不适则不能诊断 GERD。基于人群调查显示，轻度症状每周发作 ≥ 2 次或中/重度症状每周发作 ≥ 1 次，即可引起患者主观不适，可以认为是病理性症状。但在临床工作中，坚持以患者为中心的原则，根据患者主观感觉判断是否属于"不适症状"而非症状事件的客观次数。其二，有一部分患者尽管无反流症状，但内镜下具有 RE、BE 等黏膜损伤，也符合 GERD 诊断。

此外，无论是典型症状或不典型症状，对于 GERD 都不是绝对的特异性症状。因此，需要充分了解症状对于 GERD 的诊断价值，也需谨慎的排除其他病因。

第一节　胃食管反流病的食管综合征

GERD 食管综合征包括食管症状综合征和食管黏膜损伤综合征两个

方面，食管症状综合征包括典型的反流症状、反流性胸骨后疼痛；食管黏膜损伤综合征包括 RE、反流相关的食管狭窄、BE、食管腺癌。

一、食管症状综合征

食管症状综合征包括典型的反流症状和反流性胸骨后疼痛，GERD 典型的、特征性的症状是烧心和反流。

（一）烧心和反流

烧心是指胸骨后的烧灼感。早期对于烧心的定义还包括剑突下烧灼感，但在 GERD 蒙特利尔共识中对烧灼感的位置进行了说明，强调是指胸骨后的烧灼感，而非剑突下。

反流是胃内容物向咽部或口腔方向流动的感觉。胃内容物向食管流动还是向口咽部流动的感觉尚存在一定争议，但多数学者倾向于向口咽部流动的感觉。

GERD 患者症状发生频率前三位是烧心、反流、胸痛或上腹痛，其中烧心占所有症状的 82.4%，反流占所有症状的 58.8%。GERD 的烧心、反流症状往往会与饮食、体位相关，暴饮暴食、饮食不规律或者大量饮酒、平卧、下蹲、弯腰等因素会诱发或加重反流，可通过调整饮食结构、饮食方式或避免平卧等方式减少反流症状的发作。

反流和烧心同样是夜间胃食管反流（nocturnal gastroesophageal reflux，nGER）的常见症状。nGER 在 GERD 患者中常见，据报道 45% ～ 88.9% 的 GERD 患者存在夜间反流症状，尽管夜间症状发作频率低于日间，但也有夜间症状者病情往往更为严重的情况。大量证据表明夜间反流症状与睡眠障碍之间有着很强的相关性，包括入睡困难、睡眠时间缩短、睡眠中觉醒、睡眠质量差等，同时 GERD 夜间症状也严重影响患者的生活质量，可引起日间疲劳、觉醒困难、生活质量降低及工作能力降低等问题。

烧心和反流作为典型症状，对于 GERD 临床诊断具有一定价值。临床工作中，接诊患者如果有典型的烧心、反流症状，每周出现 ≥ 2 天的相关症状则可考虑 GERD。如果同时有食管外症状和反流症状，考虑可能是反流相关的食管外症状。但仅有食管外症状而无典型的烧心和反流症状，则尚不能考虑 GERD，需完善客观检查。

烧心和反流症状对于 GERD 不同亚型的诊断价值也略有不同，RE 患者的烧心和反流发生率较高，但 RE 必须有内镜下黏膜破损表现，因此症状并非最重要的诊断依据，并且症状与内镜下黏膜损伤程度无线性相关性，相当一部分 RE A 级患者没有反流症状，老年患者通常是症状主诉较轻而黏膜损伤较重。NERD 患者由于其食管黏膜没有破损表现，白光内镜下无特殊改变，因此典型的烧心、反流症状对其诊断价值较大，当然需要结合反流监测才可以准确诊断 NERD。BE 主要表现为胃食管反流的症状，如烧心、反流、胸骨后疼痛、吞咽困难等。近年流行病学资料发现，近 40% 的 BE 患者并无胃食管反流病症状。

当然烧心或反流症状也不是 GERD 所特有的，依靠烧心和反流症状诊断 GERD 的灵敏度仅为 30%～76%，特异度仅为 62%～96%。烧心患者在内镜检查中的阳性率并不高。研究显示，在具有反流相关症状的患者中，超过 70% 的患者内镜检查呈阴性。在内镜下存在 RE、酸暴露异常或食管反流监测阳性的患者中仅 66% 的患者存在反流症状。另一项研究显示，仅 49% GERD 患者的主要不适症状是烧心或反流，其他症状可能为腹胀、消化不良、腹痛、腹部不适等。内镜检查阴性的烧心患者，结合 24h MII-pH 监测，可进一步分为以下 3 种情况：NERD、反流高敏感和功能性烧心。Savarino 等对 329 例内镜检查阴性的烧心患者进行分析，发现仅有 40% 的患者为 NERD，其余 36% 为反流高敏感，24% 为功能性烧心。烧心也可见于消化性溃疡、功能性烧心、嗜酸性粒细胞性食管炎等。另外，即使有病理性反流也不一定出现烧心，研究显示酸滴注试验可使 GERD 患者诱发症状，但健康志愿者仅 15% 会出现烧心症状，并且需要较高浓度的酸性液体才能诱发症状，当溶液 pH ≥ 2.5 时很少出现症状。此外，是否出现症状与酸暴露黏膜位置也有关系，食管末端黏膜暴露于酸环境很少出现症状。这也是部分患者具有胃食管交界区黏膜炎症、肠化及癌变，而没有烧心等反流病史的原因。

因此，《2020 年中国胃食管反流病专家共识》建议对具有反流症状的初诊患者均行内镜检查，一方面可以准确地诊断 GERD、评估胃食管交界区结构和功能改变、判断是否有 GERD 并发症；另一方面，我国是上消化道肿瘤高发地区，内镜检查可提高上消化道肿瘤的早期检出率。

（二）胸骨后疼痛、上腹痛

非心源性胸痛是在缺乏明显的活动性冠状动脉性疾病证据的情况下，反复发生的心绞痛样胸骨后疼痛的症状。广义的非心源性胸痛指除了心脏疾病引起的所有胸痛事件，包括肺部、纵隔、食管等疾病引起的胸痛。GERD、食管运动障碍、内脏高敏感和精神心理疾病被认为是非心源性胸痛的主要发病机制。在亚洲国家，非心源性胸痛患者中 $40\% \sim 48\%$ 是由胃食管反流造成的，在西方国家此比例高达 60%。另一项队列研究随访了 13 740 例新发胸痛患者和 20 000 例性别和年龄匹配对照者，随访 1 年后诊断频率从高到低的疾病依次是缺血性心肌病（OR 14.9）、心力衰竭（OR 4.0）、GERD（OR 3.0）、消化性溃疡（OR 3.0）、消化不良（OR 2.7）。

临床上将 GERD 误诊为心绞痛情况比较常见。这是因为胃、食管和心脏均由自主神经支配，且两者在 $T_{4 \sim 5}$ 脊神经处有交叉；胃食管反流患者的胃酸刺激食管黏膜内的化学感受器，神经冲动传入 $T_{4 \sim 5}$，因此 GERD 患者会出现酷似心绞痛的胸痛。目前临床专业分科较细，部分临床医生对 GERD 缺乏认识，尤其遇到年龄大，有胸痛、气短症状的患者，辅助检查心电图上有非特异性 ST-T 改变，很容易诊断为心绞痛，甚至常年按心绞痛治疗，即便治疗效果并不理想，也未进一步查找原因，这样很容易延误患者正确诊治。因此，对出现胸痛症状的患者，在考虑固有的冠心病诊断外，还应该仔细分析胸痛发生的时间、相关症状，系统分析病情，避免误诊误治，以免给 GERD 患者带来更多危害。

研究显示滴注稀盐酸至食管末端可引起上腹痛症状，但对 GERD 患者上腹痛症状的发生率研究较少，个别文献报道以烧心为主要症状的 NERD 患者中，69% 的患者同时存在上腹痛。

（三）反流相关的食管其他症状

《中国胃食管反流病多学科诊疗共识 2022》中提到，除了上述症状，少数 GERD 患者的食管症状可表现为嗳气、背痛、胸骨后不适、吞咽困难、吞咽疼痛、呃逆、恶心、呕吐、腹胀，这些症状均不是 GERD 典型、常见症状，临床上需注意鉴别。其中吞咽困难、吞咽疼痛被认为是报警症状，考虑是长期反流引起炎症、管腔狭窄，表现为缓慢进展的固体吞咽困难、疼痛，需行胃镜检查以排除食管恶性肿瘤。

二、食管黏膜损伤综合征

按照蒙特利尔共识，食管黏膜损伤包括 RE、反流相关的食管狭窄、BE、食管腺癌。GERD 引起出血事件很少，可能与黏膜损伤侵及血管有关。

（一）反流性食管炎

反流性食管炎（reflux esophagitis，RE）是指胃和（或）十二指肠内容物反流入食管，导致食管黏膜组织破损引起的慢性炎症病变，严重的患者可合并食管溃疡、狭窄甚至癌变。流行病学调查统计 RE 患病率较高，占 GERD 的 48% ～ 79%。已证实可作为 RE 的独立危险因素包括高龄、男性、高能量食物摄入、浓茶、中度工作压力、离婚或丧偶、食管裂孔疝等。

RE 的临床症状主要为反流、烧心、上腹胀、胸骨后不适或疼痛、吞咽困难、吞咽疼痛等，严重者可影响进食，生活质量明显下降。但反流症状严重程度与黏膜损伤程度并不呈线性相关性，相当一部分轻度 RE 患者并无反流症状，只是内镜检查时发现存在食管远端黏膜损伤。

RE 的明确诊断主要依赖于内镜检查，可以客观地观察到黏膜破损长度、是否存在融合及融合环周范围。根据内镜下观察到的食管远端黏膜破损程度，按洛杉矶分级法依次分为 A ～ D 级。RE A 级和 B 级是轻度 RE，RE C 级和 D 级是重度 RE。洛杉矶分级与酸暴露、LES 低压、食管体部动力下降具有相关性，洛杉矶分级可用于评估 GERD 疾病的严重程度，并且可预测治疗效果和临床预后。

（二）反流相关的食管狭窄

反流相关的食管狭窄是指 GERD 引起的食管腔持续狭窄，是 RE 反复发作造成的食管纤维组织增生、顺应性丧失或形成明显狭窄，狭窄通常出现在食管下段，长度为 2～4cm 或更长。其特征性症状是持续、不适的吞咽困难。据文献报道，RE 患者中食管狭窄患者占 2%，患者平均反流病史为 6.2 年 ±3.7 年。反流病史、反流程度与食管狭窄具有相关性，了解食管狭窄患者的反流病史时间有利于早期治疗、防止狭窄的发生。我国的食管狭窄检出率低于西方国家，可能与我国 RE C 级、D 级患者数量明显低于西方国家（27%）有关。

（三）Barrett 食管

Barrett 食管（BE）指正常食管远端复层鳞状上皮被单层柱状上皮替代的一种病理现象，可伴或不伴肠化生。我国对 BE 认识相对较晚，近二三十年来随着消化内镜的发展，BE 的内镜下特点、临床病理特征逐渐被认识和报道。根据我国 2017 年 BE 诊治共识，BE 是指在内镜下可见食管鳞状上皮与胃柱状上皮的交界区（SCJ）相对胃食管交界区（GEJ）上移 ≥ 1cm，并且病理证实食管下段复层鳞状上皮被化生柱状上皮所取代，其中伴有肠化生的 BE 癌变风险更高。

BE 是食管腺癌的癌前病变。目前全世界 BE 的总患病率为 1%～20%，平均约为 1.5%，伴有明显胃食管反流症状的患者中 BE 患病率高达 10%～15%。BE 进展为食管腺癌的大致发生顺序为 BE、上皮内瘤变（异型增生）、腺癌。BE 恶变进展为食管腺癌的年平均风险为 0.1%～0.6%，BE 患者比普通人群患食管腺癌的风险要高出 30～40 倍。其中无异型增生、未定级异型增生、低级别异型增生的年平均恶变率均不超过 0.6%，但高级别异型增生高达 7%～10%。

目前大多数学者认为 BE 的发生是胃食管反流造成食管下段黏膜的适应性变化，是 GERD 常见并发症之一。凡是能引起 GERD 的原因都能成为 BE 的病因，其中最常见的病因是 LES 功能障碍、抗反流屏障损伤。BE 的发病是抗反流防御机制下降和反流物对食管黏膜攻击作用增强的共同结果。

正常人偶尔也可能出现反流，但时间甚短，主要于餐后发生，不足以造成食管黏膜的损伤，属于生理性反流。但当多种原因造成食管黏膜暴露于酸或胆汁的时间过长，就会导致食管黏膜的破损，出现糜烂、溃疡，久而久之发生食管上皮柱状化生，可以说 BE 的柱状上皮化生是对反流环境的适应性表现，柱状上皮对酸性环境有更高耐受力，是机体的一种保护现象。

GERD 患者发生 BE 化生时，在临床症状和体征方面无特异性改变，因此不能依靠临床表现判定是否有 BE，需行内镜检查才可明确 BE 诊断。内镜检查在 BE 诊断、随访方面具有重要作用。

（四）食管腺癌

西方国家的食管腺癌发病率已超过食管鳞癌，成为食管恶性肿瘤主要的病理类型，这可能与 GERD 和 BE 的发病率增加有关。

食管腺癌的危险因素包括 GERD、BE、吸烟、饮酒、肥胖等，其中 GERD、BE 与食管腺癌发生具有密切关系。研究表明有 10%～15% 的 GERD 患者会发展成 BE，而 2%～5% 的 BE 患者则会发展成食管腺癌，食管腺癌的发生风险与烧心症状病程、频率具有相关性，长期反流患者的食管腺癌危险性增加（OR=7.7），频繁烧心症状（每周＞3 次）和长时间症状（超过 10～20 年）进一步增加食管腺癌的发生风险（OR 增加至 16.4 和 20）。

早期食管腺癌无特异性临床表现，可能表现为食管内异物感、食物通过缓慢和停滞感、胸骨后疼痛、闷胀不适、剑突下或上腹部疼痛不适、呃逆及嗳气等非特异性症状，症状一般较轻，持续时间较短，常反复出现，时轻时重，持续时间可达 1～2 年甚至更久。中晚期食管腺癌典型症状是进行性吞咽困难、吞咽疼痛，可能伴有出血、体重下降、贫血。

内镜加活检组织病理检查为食管癌诊断的金标准。对于高危人群建议定期做内镜检查或脱落细胞学检查以筛查早期食管癌，这是食管癌早期诊断、早期治疗的重要措施。

（苏日古格）

第二节 胃食管反流病的食管外综合征

GERD 食管外综合征是由咽喉反流引起的，也称为食管外反流，是指胃内容物反流至 UES 以上部位（包括鼻腔、口腔、咽、喉、气管、肺等）所造成的不适症状、体征或并发症。由于对食管外综合征的逐步认识和研究，GERD 从一个相对局限的消化内科疾病发展为涉及多学科的疾病（消化内科、耳鼻喉科、呼吸科、心内科、胸外科、普外科、儿科、口腔科、急诊科、心理科、中医科、影像科）。食管外综合征具有涉及组织器官多、症状多样不典型、个体差异大，并且抑酸治疗效果不理想等特点，给临床诊断和治疗带来很大难度。

GERD 蒙特利尔共识中将食管外综合征分为确定的反流相关症状和可疑反流相关症状。明确与反流相关的症状有反流性咳嗽、反流性喉炎、反流性哮喘、反流性牙蚀症，可能与反流相关的症状有咽炎、鼻窦炎、特发性肺纤维化、反复中耳炎。

汪忠镐院士专家团队在 2020 年发表的《中国胃食管反流病多学科诊疗共识》中提出了"胃食管气道反流综合征"，进一步扩大了 GERD 症状谱，增加了终末器官效应、气道并发症，其中一些症状（如高血压、心律失常、睡眠障碍）与反流是仅有相关性还是具有明确的因果关系，还有待进一步的大样本研究证实。

一、明确与反流相关的症状

（一）反流相关性咳嗽

反流相关性咳嗽是指胃酸和其他胃内容物反流进入食管，导致以咳嗽为突出表现（病程大于 8 周）的临床综合征，是慢性咳嗽的常见病因之一。

反流相关性咳嗽主要表现为咳嗽，以白天为主，少数有夜间咳嗽，主要为干咳或咳少量白色黏痰，直立位及体位变换，以及进食油腻、酸性食物时容易诱发或加重。除咳嗽外，40%～68% 的反流相关性咳嗽患者可伴反酸、胸骨后烧灼感和嗳气等食管反流症状，咳嗽伴随的食管反流症状具有高度诊断价值，并被国内外咳嗽指南推荐作为识别反流相关性咳嗽的指标。但也有不少患者以咳嗽为唯一症状，即部分反流相关性咳嗽患者缺乏食管反流症状，或即使有反酸和烧心，也并不确定是与反流相关，因为患者主观感受、对自我症状特点的表达能力均存在个体化差异。因此，单纯依据症状特点不足以正确诊断或排除反流相关性咳嗽。

反流相关性咳嗽还需与咳嗽变异性哮喘、上气道咳嗽综合征、嗜酸性粒细胞性支气管炎、变应性咳嗽等进行鉴别，上述疾病占慢性咳嗽病因的 70% ~ 95%。当这些疾病治疗效果不佳时，需要考虑反流相关性咳嗽的可能。欧洲呼吸学会发布的相关咳嗽指南已将高分辨率食管测压纳入慢性咳嗽诊治流程。由于涉及多学科，反流相关性咳嗽的诊治在慢性咳嗽常见病因中最有难度，诊断要点是在综合分析症状和体征基础上，通过 GERD 问卷、气道反流问卷、食管反流监测等检查，获取病理性胃食管反流的客观证据，建立反流和咳嗽的因果关系。

（二）反流相关性喉炎

在解剖层面，喉位于颈前正中，上端是会厌上缘、与喉咽部相通，下端是环状软骨下缘、连接气管，喉是呼吸的重要通道，又是发音器官。

反流相关性喉炎指胃或十二指肠内容物反流引起的喉部各种不适症状或黏膜改变，不适症状有声音嘶哑、喉部疼痛和喉痉挛，黏膜反复充血水肿、炎症细胞浸润可引起接触性肉芽肿、喉部息肉、声带息肉、声带白斑、喉部肿瘤等病理改变。

反流相关性喉炎的发生机制包括两方面，一方面大量反流物直接到达 UES 上方或微量反流物形成喷雾颗粒，首先接触的部位为喉部、下咽部（也称为喉咽部），刺激局部黏膜发生无菌性炎症反应，引起相应症状和黏膜损伤；另一方面是局限于食管下段的反流物通过刺激迷走神经通路，也可引起喉部炎症或痉挛反应。

（三）反流相关性哮喘

反流相关性哮喘是指胃食管反流物刺激食管黏膜酸敏感受体、兴奋迷走神经,反射性引起支气管痉挛或反流进入呼吸道的酸性胃内容物刺激损伤呼吸道黏膜产生炎症反应,使支气管的反应性增高,最终诱发或加重哮喘样症状。

反流相关性哮喘主要表现为喘息、气急、胸闷、咳嗽等,常在夜间和(或)清晨发作加剧。GERD 是部分哮喘的诱因,哮喘患者中 GERD 患病率高达 32% ~ 82%,控制 GERD 有助于减少哮喘急性发作风险。反之,哮喘发作时胸腔压力显著降低,也可进一步促进反流。对哮喘患者进行食管 24 小时 pH 监测发现,53% 的哮喘患者存在病理性酸反流,24% 的难治性哮喘患者存在无症状 GERD。哮喘严重程度与 GERD 患病率具有相关性,轻度至中度哮喘患者的 GERD 患病率为 21%,而重度哮喘患者的 GERD 患病率为 46% ~ 63%。

因此,GERD 和哮喘存在明确的相关性,互为因果地促进疾病的发生发展,临床上很多哮喘患者可能没有主动意识到哮喘症状与反流的相关性,接诊医生仔细询问病史有助于临床诊断。

(四)反流性牙蚀症

蒙特利尔共识中将牙蚀症确定为与反流明确相关的症状,但关于反流性牙蚀症的研究报道较少。GERD 和牙蚀症均是常见的慢性疾病,具有类似的患病危险因素,同时 GERD 也是牙蚀症的原因之一。研究显示,与正常对照组相比,GERD 患者牙齿受损情况会更严重,口腔菌落改变、牙齿患龋、牙周病、牙龈炎发生率也显著增加。我国一项调查显示 171/402 例男性 GERD 患者、102/260 例女性 GERD 患者存在不同程度上颌切牙区腭侧面牙齿侵蚀现象。

反流性牙蚀症的发生机制:首先,考虑酸性反流物在口腔停留,对牙齿和牙周黏膜直接侵蚀;其次,频繁的反流可能改变口腔微生物环境,使唾液腺分泌降低,促进牙周病和牙蚀症发生,牙周病的发生减弱了人体对牙齿骨质的保护作用,进一步促进牙蚀症发生。研究显示,GERD 患者唾液 pH、唾液分泌量均低于正常对照组,不能达到有效缓冲和清洁作用。也有研究提出,局限于食管的反流引起患者机体炎症状态,也可通过炎症反应参与牙周病和牙蚀症的病理过程。

二、可能与反流相关的症状

根据蒙特利尔共识，与反流可能具有相关性的食管外疾病有咽炎、鼻窦炎、特发性肺纤维化、复发性中耳炎。其中咽炎、鼻窦炎、复发性中耳炎患者均就诊于耳鼻喉科，研究显示耳鼻喉科就诊患者中，4%～10% 的疾病与反流具有相关性，尤其与喉部、嗓音疾病有密切关系。因此，耳鼻喉科医生熟悉咽喉反流相关疾病的诊断，开展多学科联合治疗具有重要意义。

（一）慢性咽炎

慢性咽炎指咽部黏膜层或黏膜下层慢性充血、结缔组织增生、淋巴细胞和浆细胞弥漫性炎症浸润，可伴有黏膜腺肥大、腺体分泌亢进、黏液分泌增多且较黏稠，常为上呼吸道慢性炎症的一部分，多见于成年人。慢性咽炎按照病因分为慢性反流性咽炎、慢性感染性咽炎、慢性过敏性咽炎和慢性萎缩性咽炎。

有学者发现咽喉部的某些症状，如咽喉痛、咽部异物感、声音嘶哑和吞咽不畅等，经 PPI 治疗可缓解，并且病理改变也可恢复正常。国内外学者研究发现，由于咽喉黏膜缺乏碳酸氢盐屏障，少量的胃酸反流即可引起咽喉炎的症状。此外，咽喉与食管有着共同的反射中枢和通路，胃酸刺激远端食管通过迷走神经反射引起支气管收缩、反复清嗓动作和咳嗽，也可导致咽喉黏膜受损。反流性咽炎可与病原微生物感染、变态反应同时存在，使得慢性咽炎症状顽固、病程长、较难治愈，给患者带来很大困扰。

各种类型的咽炎症状类似，症状呈现多样性、无特异性表现。常见症状有咽部异物感、干燥、灼热感、疼痛不适、咽痒、刺激性干咳和咽部黏性分泌物增多而导致频繁清嗓，多无全身症状。反流性咽炎可伴有 GERD 食管症状，也可单独以咽部症状为首发和主要表现，而缺乏 GERD 食管症状，这给反流性咽炎诊断增加了难度。

（二）慢性鼻 - 鼻窦炎

慢性鼻 - 鼻窦炎是鼻和鼻窦黏膜的一种慢性炎症性疾病，一般病程超过 12 周。在发生鼻窦炎时，鼻窦黏膜炎症通常和鼻腔黏膜炎症共存。

解剖变异、哮喘、过敏、微生物感染、骨炎、纤毛运动障碍、反流、免疫、遗传及环境污染等因素均是慢性鼻 - 鼻窦炎发生的原因，咽喉反流引起慢性鼻 - 鼻窦炎的发病机制主要有以下 3 个方面：①反流物对鼻 - 鼻窦黏膜的直接刺激，研究表明胃蛋白酶可随咽喉反流进入鼻泪管，为胃蛋白酶到达鼻 - 鼻窦而致病提供了证据；②迷走神经介导的神经源性机制，反流诱导的自主神经系统高反应性导致鼻 - 鼻窦黏膜水肿、黏膜分泌增多，继发鼻窦开口处阻塞；③幽门螺杆菌感染，有学者曾经在鼻息肉内检测出幽门螺杆菌，慢性鼻 - 鼻窦炎和幽门螺杆菌可能存在因果关系。

慢性鼻 - 鼻窦炎的主要症状有鼻塞、鼻充血、通气不畅、黏脓性鼻涕或鼻后滴漏；次要症状有面部疼痛、胀痛或压迫感、头痛、嗅觉减退或消失。

（三）特发性肺纤维化

特发性肺纤维化是一种病因不明的以肺间质纤维化和肺功能进行性下降为特征的间质性肺病，其组织学和（或）胸部 CT 检查表现为普通型间质性肺炎。

特发性肺纤维化主要表现为不明原因的咳嗽、缓慢进展的劳力性呼吸困难，以及双肺底的爆裂音，可伴有杵状指，无其他系统性疾病的临床表现，其发病率随着年龄的增长而升高，60 ～ 70 岁起病多见。在一项针对特发性肺纤维化患者的调查中发现，超过 3/4 的患者有咳嗽，而且咳嗽是疾病进展的独立预测因素。特发性肺纤维化的咳嗽会导致牵拉性支气管扩张、血氧饱和度下降，有的患者还会出现疲劳和严重焦虑。特发性肺纤维化患者的每天咳嗽频率高于哮喘患者，类似于其他慢性咳嗽患者，其咳嗽时间白天较夜间多。

研究显示特发性肺纤维化与 GERD 密切相关，高达 76% 的特发性肺纤维化患者可能存在 GERD。在通过肺活检证实的特发性肺纤维化患者中进行 24 小时 pH 监测发现，其中 94% 的患者有与胃食管反流一致的异常酸暴露。但是特发性肺纤维化出现典型反流症状的患者较少，因此对于特发性肺纤维化患者，即使临床上缺乏反流症状，也需要考虑到是否存在病理性反流。

（四）慢性中耳炎

分泌性中耳炎是耳部常见疾病，是以中耳积液（包括浆液、黏液、浆 - 黏液）、听力下降、耳闷肿胀感为主要特征的中耳非化脓性疾病，分泌性中耳炎的发生与咽鼓管功能不良、中耳局部感染、免疫反应有关，研究显示咽喉反流也是分泌性中耳炎的病因之一。分泌性中耳炎分为急性、慢性两种，急性分泌性中耳炎病程延续 6～8 周，中耳炎症未愈可称为慢性分泌性中耳炎。分泌性中耳炎反复发生可导致鼓室内硬化病灶形成、鼓室粘连、胆脂瘤形成、胆固醇肉芽肿等，称为复发性难治性分泌性中耳炎。

研究发现，中耳积液中胃蛋白酶 / 胃蛋白酶原的水平与反流监测的咽喉反流事件数量呈正相关，也有研究检测中耳积液胃蛋白酶原和（或）腺样体组织胃蛋白酶原的表达量，发现中耳积液胃蛋白酶原的检出率和浓度均较高，分泌性中耳炎的腺样体组织胃蛋白酶原的免疫染色强度显著高于单纯腺样体肥大组织。说明胃内容物可反流至鼻咽部和咽鼓管，导致分泌性中耳炎的发生，咽喉反流在分泌性中耳炎的发病过程中具有一定作用。

慢性复发性中耳炎的临床表现以听力下降为主，并伴有耳部闷胀感，偶有轻微耳痛，慢性者可继发感染或合并感冒、上呼吸道感染、鼻窦炎急性发作方可出现耳痛，一般可能出现气过水声耳鸣。

（秦　龙　苏日娜）

第三节　胃食管反流病的其他相关症状

蒙特利尔共识中提到的食管症状综合征和食管外症状综合征基本得

到了学者们的认可，也有大量研究证实了反流与上述症状／疾病之间的相关性。近些年，学者们发现除上述症状或疾病外，反流还可表现为消化道许多不典型症状或者与消化道其他疾病存在重叠症状，与许多食管外症状、其他系统的疾病也可能存在相关性。

一、GERD 与消化系统疾病的重叠症状

GERD 是常见的动力障碍性疾病，我国的一项流行病学调查显示，每月及每周有烧心和反流症状的人群患病率分别为 17.8% 和 5.8%。研究发现，GERD 并不是一种孤立存在的疾病，常与其他一些疾病重叠出现，重叠出现的机制可能与胃肠道动力障碍、广泛内脏高敏感、精神心理因素等有关。对于 GERD 重叠症状研究较多的是与功能性胃肠病的重叠，如功能性消化不良、肠易激综合征。

功能性消化不良是指上腹中部的疼痛或不适，以及早饱、腹胀、嗳气、恶心、呕吐等症状，并排除其他引起消化不良的器质性病变。功能性消化不良在临床上分为上腹痛综合征和餐后不适综合征。肠易激综合征也是消化系统常见的功能性疾病，是指与腹痛、腹胀、腹部不适等相关的大便习惯和性状的改变，并排除器质性疾病。

丹麦的一项研究显示，6.5% 的受访者存在功能性胃肠各疾病之间的重叠，而 GERD、功能性消化不良、肠易激综合征相互重叠率达30.7%。在 GERD 症状频发的患者中，早饱、嗳气、上腹痛、恶心等消化不良症状发生率明显高于间歇发作或无 GERD 者。与 RE 比较，NERD 更易与功能性消化不良（尤其是上腹痛综合征）重叠。GERD 与功能性消化不良等重叠者较单独 GERD 症状更严重、更频繁，生活质量也较差，躯体症状较多，常伴有焦虑、抑郁、失眠等症状。

阎小妍等对上海地区调查研究发现，GERD 患者的功能性胃肠病患病率高于非 GERD 患者，并且 GERD 的共患病多种多样，如食管源性功能性胸痛、功能性烧心、胃十二指肠紊乱、肠易激综合征、功能性腹胀、功能性腹痛、功能性大便失禁和功能性肛门直肠痛。元刚等研究发现 147 例 GERD 患者中 36.7% 重叠消化不良症状，12.9% 重叠肠易激综合征症状，6.8% 同时重叠消化不良、肠易激综合征症状。朱

传会等研究显示 GERD 与肠易激综合征、功能性消化不良、功能性便秘、功能性腹胀的重叠率分别为 29.1%、15.2%、10.6%、2.0%，均高于非 GERD。

理论上 GERD 与功能性消化不良的鉴别并不困难，但实际上，要明确区分这两组人群并不容易，因为两者在流行病学、症状和诊断方面均存在重叠性，导致精准诊断困难。

GERD 与功能性消化不良重叠除影响诊断外，还可影响治疗反应，表现为对 PPI 治疗反应较差、标准治疗效果不佳。对于反流症状不典型或躯体症状较多的患者，应仔细甄别是否合并功能性胃肠病，以及是否存在心理障碍。可基于症状加以分类、鉴别，并在分析共同病理生理学机制的基础上加强优化治疗，除针对 GERD 进行处理外，还应相应处理重叠症状。

二、GERD 的食管外不典型症状

2020 年汪忠镐院士制定了《中国胃食管反流病多学科诊疗共识》，该共识与以往我国 GERD 共识相比，提出了"胃食管气道反流综合征"的概念，更加强调了 GERD 的多学科、多样化的临床表现，胃食管气道反流综合征的临床表现也分为食管综合征和食管外综合征两大部分，食管外综合征分为气道症状、气道并发症、终末器官效应，气道症状包括咽喉反流性疾病（laryngopharyngeal reflux disease，LPRD），反流性鼻炎、鼻窦炎，反流性中耳炎，反流性咽喉炎，反流性发音障碍，反流性咳嗽，反流性哮喘，反流性喉痉挛等；气道并发症包括声带接触性肉芽肿、声带白斑、声带息肉、声门下狭窄、扁桃体肥大、腺样体肥大、中耳炎、支气管扩张、慢性阻塞性肺疾病、吸入性肺炎、肺纤维化、咽喉肿瘤等。

支气管扩张是指一支或多支近端支气管、中等大小支气管管壁组织受损，造成不可逆扩张，通常认为是既往下呼吸道感染遗留的并发症。支气管扩张可引起慢性咳嗽、大量咳痰，支气管扩张易合并慢性阻塞性肺疾病、哮喘、特发性肺纤维化、急性感染发作。GERD 在支气管扩张中的作用机制与反流性哮喘、反流性咳嗽相似，如气道微吸入、反射性支气管收缩。

　　针对食管外不典型症状，尤其是经常规治疗效果不佳时，需要关注患者是否有 GERD 相关症状，必要时可行抗反流试验性治疗。

三、GERD 与消化系统外疾病

　　研究显示 GERD 与一些消化系统外疾病具有相关性，如心律失常、高血压、睡眠障碍、阻塞性睡眠呼吸暂停综合征、贫血、消瘦、口腔异味、菌群失调、自主神经功能紊乱、焦虑或抑郁，GERD 与这些疾病之间是因果关系还是共患状态，目前研究尚不能明确。

　　调查显示 25% 的 GERD 患者有主观可觉察的夜间反流，23%～81% 的 GERD 患者由于反流或烧心导致睡眠障碍，数据波动幅度较大，考虑是由于各项调查中所采用评估睡眠障碍的方法不同，有的研究完全是问卷调查，有的研究采用多导睡眠描记。笔者通过反流监测分析出 74.6% 的 GERD 患者具有客观的夜间反流事件，但其中只有 18.6% 的具有主观的夜间烧心或反流症状。安慰剂对照研究显示抑酸治疗可以改善夜间烧心症状和睡眠障碍，间接反映出反酸和睡眠障碍的关联性。夜间反流影响睡眠障碍，后者有可能进一步促进不典型反流症状的发生。

　　部分 GERD 患者合并高血压，经抗反流治疗后血压明显下降，因此考虑反流可能会影响心血管系统，出现心绞痛发作、心律失常、高血压等，考虑发病机制与自主神经功能紊乱有关，迷走神经张力增高、交感神经张力代偿性增高，引起缩血管物质分泌增多、舒血管物质分泌减少。

　　综上所述，GERD 可以表现为典型的食管反流症状，也可以表现为耳鼻喉、呼吸系统及口腔的症状，甚至少数患者表现为心血管系统、精神心理异常状态。在临床工作中需要全面认识 GERD 症状并充分了解患者病史和临床表现。

（武金宝）

第四节 反流相关性心理状态改变

1898 年美国生理学家 Cannon WB 提出忧虑、愤怒或痛苦会抑制胃肠道运动，首次揭示了精神心理因素对胃肠运动作用的影响和重要性。对 17 例存在反流症状的患者进行研究发现，心理应激会导致反流症状、血压、脉率等明显变化。这提示精神心理因素在 GERD 症状发生中起重要作用，患者在长时间的应激情况下可能将一些低强度的食管刺激感知为反流症状。

精神心理因素参与 GERD 疾病过程主要体现在两个方面，第一个方面，精神心理因素参与、介导部分 GERD 患者的症状产生，尤其是 NERD、反流不典型症状；第二个方面，在 GERD 患者反复就医、接受诊疗的过程中，患者可能逐渐出现精神心理方面的异常状态。

Lee 等采用 30 项简明症状评定量表评价 GERD 患者的精神症状频率和严重程度，结果表明 GERD 患者 30 项简明症状评定量表得分较无症状患者明显升高。我国学者对 GERD 患者的精神心理情况进行了大量研究，潘国宗等对北京、上海成人胃食管反流症状的流行病学调查表明精神紧张和生气是导致反流的危险因素之一。

一些学者对 GERD 各亚型进行了研究。一项针对 86 例老年 RE 患者的心理测试，发现老年 RE 患者的心理健康水平明显低于正常人群，其中躯体化、抑郁、焦虑 3 种症状表现最为显著。对 143 例 NERD 患者、97 例 RE 患者、75 例正常对照者进行心理评估，发现 NERD 患者和 RE 患者焦虑自评量表平均分、抑郁自评量表平均分及焦虑、抑郁的发生率均明显高于正常对照者，NERD 患者较 RE 患者心理异常更明显，推测心理因素在 NERD 发病中起着更为重要的作用。

精神心理因素在 GERD 的发病中具有重要作用，GERD 患者的精神心理异常的发生率较正常人明显增高，表现在躯体化、强迫、人际关系敏感、抑郁、焦虑、敌对性、恐怖、偏执等方面。GERD 症状反复发生、治疗效果不佳也会导致患者出现精神心理状态的异常，更进一步加重患者不适症状。精神心理因素与 GERD 在患者病程中是互相影响、互为因果的关系。因此，对于 GERD 患者需同等关注其躯体症状和精神症状，尤其是对于难治性 GERD、NERD、不典型症状患者，在改善消化道症状的基础上进行合理的心理干预和抗精神药物治疗是非常必要的。

除了 GERD，消化系统的很多疾病在其发生发展过程中都会伴随心理异常改变，根据《中国消化心身健康问题处置专家意见》，消化心身健康问题常见的临床表现有六类：①情绪相关的消化系统症状；②认知相关的消化系统症状；③消化系统器质性疾病同时合并存在的精神症状；④消化系统器质性疾病相关的心理问题，指先出现消化器质性疾病，后续引发一些心理问题；⑤精神疾病相关的消化系统症状，即平常说的精神疾病躯体化症状；⑥与社会、心理因素相关的生物学指标异常。

情绪相关的消化系统症状可分为激惹性情绪相关症状和抑制性情绪相关症状。激惹性情绪是焦虑情绪的核心精神反应，表现为胃肠道功能不适当亢奋和痛苦体验，如反酸、烧灼感、腹痛、肠鸣音增多、胀气、腹泻等。抑制性情绪是抑郁情绪的核心精神反应，包括情绪低落、快感消失、兴趣丧失、精力丧失等，消化系统表现为胃肠生理功能下降，如早饱、饱胀、食欲缺乏、嗳气、便秘等。GERD 患者可以表现为激惹性情绪，也可以表现为抑制性情绪。

认知相关性消化系统症状指患者对症状和疾病的认知偏差，形成错误的逻辑思维关系，使得患者不断接受和制造不良暗示、症状越迁延越复杂、程度也加重。如 GERD 患者伴随的咽部异物感症状，患者会联系到食管癌，越关注则越紧张、异物感症状越显著。

消化科门诊患者较多，不能像精神专科医生一样与患者慢慢谈话发现心理问题，因此在快节奏的门诊工作中，快速识别出具有消化心身健康问题的患者，是具有一定难度的。在学习大量文献、讲座及临床经验的基础上，笔者总结了如下快速识别的方法。

第一，观察患者神态。观察神态是要观察患者眼神、眼周放松程度、眉毛形态、眉间、额头及口的形态。在消化科就诊的患者中如果有以下神态的需要关注是否存在心身异常状况：愁容满面，面部表情很苦恼；黑眼圈，失眠状态；与年龄不相匹配的可怜无助状态；无所谓的表情，对什么都不在乎；易怒、脾气暴躁；多疑，紧张；就医过程中对医生充满敌意、不信任；烦躁、急躁、心烦意乱的状况。

第二，询问患者症状。尽管心身健康问题没有特异性症状，但通常包括以下 5 个特点：①单一症状，孤立症状特别突出，无常规伴随症状，如胸骨后烧灼感，无反酸、反流、腹痛、腹胀等伴随症状，在拟诊 GERD 的同时需考虑是否存在功能性烧心的可能，后者主要由精神心理异常介导。②症状多且杂，多个症状同时存在，但各症状之间无关联，如胸骨后烧灼感同时可能伴有四肢烧灼感、胸部游走性烧灼感。③多器官、多系统、多变化的症状，症状不固定，反复出现，胃肠道可能表现为腹痛、腹胀、呃逆、恶心、呕吐、腹泻、口内无味，皮肤表现为瘙痒、烧灼、刺痛、麻木等异常感觉，胸部可表现为气短、胸痛、心悸，泌尿生殖系统可表现为尿频、排尿困难、肛周不适。临床经验提示，当症状涉及的系统 ≥ 3 个、不适症状数量 ≥ 5 个时，提示可能存在心身健康问题。④患者所述症状奇怪，如腹内烧灼如火、腹内寒冷如冰、肠管扭曲翻转、黏膜变薄脱落等。⑤陈述症状的状态带有夸张的表演色彩。

在问诊时，需要详细询问患者的睡眠状态、进食量及大便情况，因为基本生理功能对提示心身健康状态也具有一定作用。

第三，借助心理量表，这部分内容将在诊断部分进行详细阐述。

综上所述，精神心理因素在 GERD 的发病过程中具有重要作用，与消化系统其他疾病伴随的心身异常状况相比，GERD 患者的心身健康问题并没有特异性症状，临床中根据患者的症状快速识别心身健康问题对患者的疾病诊断、治疗均具有重要意义。

（年媛媛　姚　洁）

参 考 文 献

陈胜良，2015. 消化心身疾病常见临床表现的分类及处置对策. 中华消化杂志，35（9）：579-582.

陈胜良，2016. 中国消化心身健康问题处置理论和实践. 北京：中华医学电子音像出版社.

陈阳，肖茹萍，袁媛，等，2017. 胃食管反流病与肠易激综合征重叠症研究进展. 医学研究杂志，46（6）：186-188.

郭念锋，2021. 心理咨询基础培训教材. 北京：中国劳动社会保障出版社.

胡志伟，许辉，湛莹，等，2021. 反流性哮喘与典型胃食管反流病的检查参数对比研究. 中华消化杂志，41（11）：760-764.

黄慧，徐作军，2022. 国际特发性肺纤维化指南及进展性肺纤维化临床诊疗指南摘译. 中华结核和呼吸杂志，8（7）：721-724.

李华，2020. 反流性食管炎合并支气管哮喘15例临床分析. 山西医药杂志，49（6）：672-674.

门若庭，易智慧，杨正兵，等，2014. 非典型症状与典型症状胃食管反流病患者临床特点比较. 四川大学学报（医学版），45（3）：484-488.

汪铮，李楠，安云霞，等，2018. 特发性肺纤维化患者抑酸与抗反流治疗的争议. 国际呼吸志，4（14）：1092-1097.

王虹，2021. 胃食管反流病的临床表现分类及精准治疗策略. 诊断学理论与实践，7（3）：251-256.

王美华，康区欧，王志强，等，2022. 2022版成人特发性肺纤维化和进展性肺纤维化临床实践指南解读. 中国呼吸与危重监护杂志，21（6）：381-385.

吴碧玉，陈胜良，2022. 老年人胃食管反流病伴精神心理障碍的识别与处理. 中国临床保健杂志，8（2）：157-160.

杨倩，蒋潇洒，乔万海，等，2021. 陕西省农村成人胃食管反流病、功能性消化不良和肠易激综合征的重叠患病调查. 中华消化杂志，41（8）：522-527.

张利，阿丽米热·艾尔肯，邱忠民，2023. 关于胃食管反流性咳嗽诊断方法与标准的探讨. 中华结核和呼吸杂志，46（10）：954-957.

赵本田，蒋海涛，王玲，等，2020. 典型症状与非典型症状胃食管反流病患者食管动力及反流特点临床研究. 中国全科医学，23（15）：1904-1909.

赵小玲，2021. 内镜阴性烧心患者食管动力及反流特点的分析（硕士学位论文）. 唐山：华北理工大学.

赵燕霞，丛立，开赛尔·艾则孜，等，2020. 支气管哮喘合并胃食管反流病相关危险因素分析. 中华胃食管反流病电子杂志，7（3）：150-153.

中国医疗保健国际交流促进会胃食管反流多学科分会，2020. 中国胃食管反流病多学科诊疗共识. 中华胃食管反流病电子杂志，7（1）：1-28.

中华医学会呼吸病学分会哮喘学组，2020. 支气管哮喘防治指南（2020年版）. 中华结核和呼吸杂志，43（12）：1023-1048.

中华医学会呼吸病学分会哮喘学组，2022. 咳嗽的诊断与治疗指南（2021）. 中华结核和呼吸杂志，8（1）：13-46.

中华医学会消化病学分会，2020. 2020年中国胃食管反流病专家共识. 中华消化杂志，6（10）：649-663.

Abdallah J，George N，Yamasaki T，et al，2019. Most patients with gastroesophageal reflux disease who failed proton pump inhibitor therapy also have functional esophageal disorders. Clin Gastroenterol Hepatol，17（6）：1073-1080.e1.

Alwhaibi M，2023. Anxiety and depression and health-related quality of life in adults with gastroesophageal reflux disease：a population-based study. Healthcare（Basel），11（19）：2637.

Barberio B，Visaggi P，Savarino E，et al，2023. Comparison of acid-lowering drugs for endoscopy negative reflux disease：systematic review and network Meta-Analysis. Neurogastroenterol Motil，35（1）：e14469.

Birring SS，Kavanagh JE，Irwin RS，et al，2018. Treatment of interstitial lung disease associated cough：chest guideline and expert panel report. Chest，154（4）：904-917.

Chen D，Zhang Y，Huang T，et al，2023. Depression and risk of gastrointestinal disorders：a comprehensive two-sample Mendelian randomization study of European ancestry. Psychol Med，53（15）：7309-7321.

Cheng JZ，Wilcox PG，Glaspole I，et al，2017. Cough is less common and less severe in systemic sclerosis-associated interstitial lung disease compared to other fibrotic interstitial lung diseases. Respirology，22（8）：1592-1597.

Ding H，Xu X，Wen S，et al，2019. Changing etiological frequency of chronic cough in a tertiary hospital in Shanghai，China. J Thorac Dis，11（8）：3482-3489.

Drossman DA，2016. Functional gastrointestinal disorders：history，pathophysiology，clinical features and Rome Ⅳ. Gastroenterology，S0016-5085（16）00223-7.

Gyawali CP，Kahrilas PJ，Savarino E，et al，2018. Modern diagnosis of GERD：the Lyon Consensus. Gut，67（7）：1351-1362.

Kasyap AK，Sah SK，Chaudhary S，2018. Clinical spectrum and risk factors associated with asymptomatic erosive esophagitis as determined by Los Angeles classification：a cross-sectional study. PLoS One，13（2）：e0192739.

Lai K，Zhan W，Li H，et al，2021. The predicative clinical features associated with chronic cough that has a single underlying cause. J Allergy Clin Immunol Pract，9（1）：426-432.e2.

Mol KA，Smoczynska A，Rahel BM，et al，2018. Non-cardiac chest pain：prognosis and secondary healthcare utilisation. Open Heart，5（2）：e000859.

Morice AH，Millqvist E，Bieksiene K，et al，2020. ERS guidelines on the diagnosis and treatment of chronic cough in adults and children. Eur Respir J，55（1）：1901136.

Perotin JM，Wheway G，Tariq K，et al，2022. Vulnerability to acid reflux of the airway epithelium in severe asthma. Eur Respir J，60（2）：2101634.

Ribolsi M，Balestrieri P，Biasutto D，et al，2016. Role of mixed reflux and hypomotility with delayed reflux clearance in patients with non-cardiac chest pain. J Neurogastroenterol Motil, 22（4）: 606-612.

Rogliani P, Sforza M, Calzetta L, 2020. The impact of comorbidities on severe asthma. Curr Opin Pulm Med, 26（1）: 47-55.

Ruaro B, Pozzan R, Confalonieri P, et al, 2022. Gastroesophageal reflux disease in idiopathic pulmonary fibrosis: viewer or actor? to treat or not to treat? Pharmaceuticals （Basel）, 15（8）: 1033.

Savarino E, Tutuian R, Zentilin P, et al, 2010. Characteristics of reflux episodes and symptom association in patients with erosive esophagitis and nonerosive reflux disease: study using combined impedance-pH off therapy. Am J Gastroenterol, 105（5）: 1053-1061.

Savarino E, Zentilin P, Tutuian R, et al, 2012. Impedance-pH reflux patterns can differentiate non-erosive reflux disease from functional heartburn patients. J Gastroenterol, 47（2）: 159-168.

Schuitenmaker JM, Kuipers T, Smout AJPM, et al, 2022. Systematic review: clinical effectiveness of interventions for the treatment of nocturnal gastroesophageal reflux. Neurogastroenterol Motil, 34（12）: e14385.

Vakil N, van Zanten SV, Kahrilas P, et al, 2006. Global Consensus Group. The Montreal definition and classification of gastroesophageal reflux disease: a global evidence-based consensus. Am J Gastroenterol, 101（8）: 1900-1920; quiz 1943.

Wakwaya Y, Brown KK, 2019. Idiopathic pulmonary fibrosis: epidemiology, diagnosis and outcomes. Am J MedSci, 357（5）: 359-369.

Zamani M, Alizadeh-Tabari S, Chan WW, et al, 2023. Association between anxiety/ depression and gastroesophageal reflux: a systematic review and meta-analysis. Am J Gastroenterol, 118（12）: 2133-2143.

胃食管反流病的诊断与鉴别诊断

胃食管反流病可根据临床症状、量表调查、PPI 试验性治疗、内镜检查、活检＋病理检查、食管测压、反流监测、影像学检查等方法进行诊断，中医科就诊时需要进行中医辨证分型。

诊断 GERD 时强调医生询问患者病史的重要性。患者如果有典型的烧心、反流症状，临床可考虑 GERD。但烧心或反流症状不是 GERD 所特有的，依靠烧心和反流症状诊断 GERD 的灵敏度仅为 30%～76%，特异度仅为 62%～96%。烧心症状也可见于消化性溃疡、功能性烧心、嗜酸性粒细胞性食管炎等。此外，是否出现症状与酸暴露黏膜位置也有关系，食管末端黏膜暴露于酸环境很少出现症状。《胃食管反流病里昂共识》也指出，基于病史诊断 GERD 的准确性不高，即使是胃肠病学专家的诊断灵敏度和特异度也仅为 70% 和 67%。尽管如此，询问病史和（或）完善问卷调查是诊断和评估 GERD 的首选方式。

如果同时有食管外症状和反流症状，考虑可能是反流相关的食管外症状。如果仅有食管外症状而无典型的烧心和反流症状，则尚不能考虑 GERD，需要进一步评估食管外症状与反流之间是否具有相关性。

由于 GERD 临床表现多样性，涉及多学科、多系统等特点，以及多数基层医院无反流监测诊断仪器，无法客观地评估胃食管反流情况，GERD 的漏诊、误诊率较高。一项针对 2020 例 GERD 患者误诊漏诊的文献分析显示，24.31% 的患者存在误诊，其中三级医院 GERD 误诊率高达 16.65%。

第一节　胃食管反流病的 PPI 试验性治疗及诊断

　　PPI 试验性治疗指临床上对拟诊 GERD 患者或怀疑反流相关的食管外症状者，尤其是上消化道内镜检查阴性者，可采取 PPI 诊断性治疗（每天 2 次口服标准剂量的 PPI，共 2 周），如果服药后症状明显改善，则支持是与酸相关的 GERD，否则可能不支持诊断或者是酸以外的诱发因素，临床上也称为 PPI 试验。

　　对伴有典型 GERD 症状的患者可应用 PPI 试验，诊断食管外症状时要求应用 PPI 标准剂量，每天 2 次，至少连用 8 周，观察目标症状是否缓解 50% 以上。

　　PPI 试验性治疗具有使用方便、价格低廉等特点，特别是在客观检查手段缺乏或患者惧怕检查的情况下有较高的临床应用价值，可作为 GERD 的初级诊断方法，同时是初步治疗方法，因此在 GERD 诊断过程中被广泛使用。

　　建议对年龄＜ 50 岁且无报警症状（体重减轻、吞咽困难、出血、贫血）的反流症状患者，以及反复发作的咽部或肺部症状疑为 GERD 食管外表现的患者，首选 PPI 试验性治疗。研究显示 PPI 诊断性治疗的灵敏度和特异度是 78% 和 54%。但对于不同症状谱 GERD 患者，PPI 试验性诊断灵敏度存在较大差异。对以反酸、烧心为主要症状的患者，PPI 试验的灵敏度和特异度达 87.7% 和 42.5%。怀疑反流性胸痛时，PPI 试验是最常用的评估方法，其灵敏度和特异度均高达 85%。非典型症状 GERD 对 PPI 试验反应较差，诊断率也较低。

　　《胃食管反流病里昂共识》指出，约 69% RE、49% NERD、35% 内镜和反流监测正常的烧心患者会对 PPI 试验有应答。NERD 的诊断主要依赖典型的烧心、反流症状，当患者以烧心等反流症状为主诉，而内镜检查显示食管下段黏膜正常，排除其他可能的疾病，即可初步诊断 NERD。PPI 试验性治疗是诊断 NERD 常用的方法，PPI 试验性治疗有效则说明此症状是由酸反流引起的，结合内镜检查阴性，临床上可以诊断 NERD，但这样无法排除功能性烧心，因此特异度不高。不典型症状的 NERD，需接受胃食管反流的客观检查，明确是否有胃食管反流，以及症状与胃食管反流是否具有相关性。

此外，PPI 试验对于功能性烧心也具有一定的治疗效果，那么 PPI 试验可能会造成 GERD 过度诊断、PPI 过度使用，因此在条件允许时，建议完善胃镜、反流监测等检查，以便更客观准确地诊断 GERD。

综上所述，PPI 试验性治疗是临床上诊断 GERD 常用的方法，但并非 GERD 确诊方法。

（武　勇）

第二节　胃食管反流病的常用量表

采用量表对 GERD 初步的临床诊断具有简单、快速、方便、经济及无创性的优点，还可以对患者治疗效果、生活质量做出全面评价，因此增加了其在临床疾病诊断中的重要性。

评估 GERD 患者反流症状和体征常用的量表有反流性疾病问卷（reflux diagnostic questionnaire，RDQ）、胃食管反流病问卷（gastroesophageal reflux disease questionnaire，GerdQ）、咽喉反流症状评分量表（reflux symptom index，RSI）、咽喉反流体征评分量表（reflux finding score，RFS）。

评估 GERD 患者生活质量的常用量表有健康调查量表 36（36-item short form health survey，SF-36）、生活事件量表（life event scale，LES）、胃肠道症状评定量表（gastrointestinal symptom rating scale，GSRS）、患者健康问卷 15（patient health questionnaire-15 item，PHQ-15）。

SF-36 是美国波士顿健康研究所在医疗结果研究调查表的基础上开发出来的通用性简明健康调查问卷，包括生理功能、身份角色限制、躯体疼痛、总体健康、活力、社会功能、情感职能、情绪角色限制和健康变化 9 个维度，共计 36 个条目。

LES 是自评量表，适用于 16 岁以上的正常人、神经症、心身疾病、各种躯体疾病患者及自知力恢复的精神病患者。该量表含有 48 条我国较常见的生活事件，包括 28 条家庭生活事件、13 条工作学习事件、7

条社交及其他事件，另有 2 条空白项目，填写当事人自己经历但表中并未列出的某些事件。通常是调查过去一段时间内的情况，生活事件总刺激量等于正性事件刺激量加上负性事件刺激量，LES 分值越高，反映个体承受的精神压力越大。

评估 GERD 患者心身健康状态的常用量表有汉密尔顿焦虑量表（Hamilton anxiety scale，HAMA）、汉密尔顿抑郁量表（Hamilton depression scale，HAMD）、患者健康问卷 9（patient health questionnaire-9 item，PHQ-9）、广泛性焦虑障碍量表（general anxiety disorder，GAD-7）、焦虑自评量表（self-rating anxiety scale，SAS）、抑郁自评量表（self-rating depression scale，SDS）、心理社会指数（psychological stress index，PSI）、心身症状量表（psychosomatic symptoms scale，PSSS）、世界卫生组织五项身心健康指标（WHO-5）、海斯曼心理 CT 系统等。

评估 GERD 睡眠质量的常用量表有匹兹堡睡眠质量指数（Pittsburgh sleep quality index，PSQI）、睡眠状况自评量表（self-rating scale sleep，SRSS）等。

以下重点介绍与反流相关量表的详细内容。

一、反流性疾病问卷

反流性疾病问卷（RDQ）是以症状的严重程度和发作频率为积分项目的病史调查，相关临床研究已经证实其有助于 GERD 的初步诊断。按照烧心、反食、非心源性胸痛、反酸 4 种症状每周发生频率，依"从未有过"、"1 周少于 1 天"、"1 周 1 天"、"1 周 2～3 天"、"1 周 4～5 天"、"几乎每天"分别计 0 分、1 分、2 分、3 分、4 分、5 分，最高可得 20 分。如 RDQ 计分≥ 12 分，临床诊断为 GERD（表 3-2-1）。

表 3-2-1　反流性疾病问卷

项目	从未有过	1 周少于 1 天	1 周 1 天	1 周 2～3 天	1 周 4～5 天	几乎每天
烧心						
反食						

续表

项目	从未 有过	1周 少于1天	1周 1天	1周 2～3天	1周 4～5天	几乎 每天
非心源性胸痛						
反酸						

二、胃食管反流病问卷

胃食管反流病问卷（GerdQ）的条目衍生自RDQ，除可诊断GERD以外，还可以评估GERD对生活质量造成的影响并监测治疗效果，从而拓展RDQ的功能，并具有更高的精确性。问卷要求疑似胃食管反流的患者回忆近一周内各个症状发生的频率（表3-2-2）。①烧心和反流症状：每周出现症状的天数均按0天、1天、2～3天、4～7天分别计0分、1分、2分、3分。②上腹部疼痛、恶心症状：每周出现症状的天数均按0天、1天、2～3天、4～7天分别计3分、2分、1分、0分。③烧心或反流症状导致夜间睡眠障碍：每周出现症状的天数按0天、1天、2～3天、4～7天分别计0分、1分、2分、3分。④除医生告知服用的药物外，需额外服药缓解烧心和（或）反流：每周出现症状的天数按0天、1天、2～3天、4～7天分别计0分、1分、2分、3分。

表 3-2-2 胃食管反流病问卷（GerdQ）

分项	内容	0天	1天	2～3天	4～7天
A1	您胸骨后出现烧灼感（烧心）的频率				
A2	感觉有胃内容物（液体或食物）反流到您的咽喉或口腔（反流）的频率				
B1	您感觉到上腹部中央疼痛的频率				
B2	你感到恶心的频率				
C1	由于您的烧心和（或）反流而难以获得良好的夜间睡眠的频率				
C2	除医生告知服用的药物外，您额外服用药物来缓解烧心和（或）反流的频率				

上述 6 个问题评分之和则为 GerdQ 评分，≥ 8 分时可临床诊断 GERD。

三、咽喉反流症状评分量表

咽喉反流症状评分量表（RSI）是疑似咽喉反流的患者对于每项症状的有无及严重程度进行自我评价，共 9 项，分别为声嘶或发音障碍，持续清嗓，痰过多或鼻涕倒流，吞咽困难、水或药片不利，饭后或躺下后咳嗽，呼吸不畅或反复窒息发作，烦人的咳嗽，咽喉异物感，烧心、胸痛、胃痛。根据每项症状的严重程度进行评分，将 9 项得分相加后得出 RSI 评分，若 RSI 评分 > 13 分的定义为阳性，即疑诊咽喉反流（表 3-2-3）。

表 3-2-3　咽喉反流症状评分量表（RSI）

在过去几个月哪些症状困扰您?	0 分 = 无症状 5 分 = 非常严重					
声嘶或发音障碍	0	1	2	3	4	5
持续清嗓	0	1	2	3	4	5
痰过多或鼻涕倒流	0	1	2	3	4	5
吞咽困难、水或药片不利	0	1	2	3	4	5
饭后或躺下后咳嗽	0	1	2	3	4	5
呼吸不畅或反复窒息发作	0	1	2	3	4	5
烦人的咳嗽	0	1	2	3	4	5
咽喉异物感	0	1	2	3	4	5
烧心、胸痛、胃痛	0	1	2	3	4	5

四、咽喉反流体征评分量表

图 3-2-1 是咽喉部正常解剖结构。咽喉反流体征评分量表（RFS）是疑似咽喉反流的患者通过电子喉镜的检查结果进行评分，共 8 项，分别为声门下水肿（声带假沟）、喉室消失、红斑或充血、声带水肿、弥

漫性喉水肿、后连合肥大、肉芽形成和喉内黏液稠厚。根据患者体征表现的严重程度进行评分，将 8 项得分相加可得出 RFS 评分，若 RFS 评分＞ 7 分则定义为阳性，即疑诊咽喉反流（表 3-2-4）。

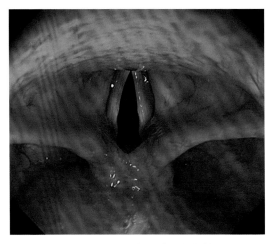

图 3-2-1 咽喉部正常解剖结构

表 3-2-4 咽喉反流体征评分量表（RFS）

体征	评分	体征	评分
声门下水肿	0 分 = 无	弥漫性喉水肿	0 分 = 无
	2 分 = 存在		1 分 = 轻度
喉室消失	0 分 = 无		2 分 = 中度
	2 分 = 部分		3 分 = 重度
	4 分 = 完全		4 分 = 堵塞
红斑或充血	0 分 = 无	后连合肥大	0 分 = 无
	2 分 = 局限于杓状软骨		1 分 = 轻度
	4 分 = 弥漫		2 分 = 中度
声带水肿	0 分 = 无		3 分 = 重度
	1 分 = 轻度		4 分 = 堵塞
	2 分 = 中度	肉芽形成	0 分 = 无
	3 分 = 重度		2 分 = 存在
	4 分 = 任意间隙水肿	喉内黏液稠厚	0 分 = 无
			2 分 = 存在

综上所述，评估 GERD 疾病状况的常用评分量表分为反流相关量表、生活质量相关量表、心理评估量表、睡眠量表四种类型，灵活应用上述评分量表对于疾病的初步诊断、严重程度评估和疗效评价具有重要意义。

（高　鑫　年媛媛）

第三节　胃食管反流病的内镜诊断

胃镜检查是评估 GERD 的重要检查手段，不仅可观察到 GERD 的相关并发症，如反流性食管炎、食管狭窄、食管溃疡或 BE 等，还可显示贲门区域的解剖学改变，如贲门松弛、食管裂孔疝（hiatal hernia，HH），评估胃食管阀瓣（gastroesophageal flap valve，GEFV）状态，必要时还可于内镜下行黏膜染色或组织活检。

国外指南提出，对于有报警症状的 GERD 患者建议行上消化道造影，报警症状包括年龄大于 50 岁、白种人、吞咽困难、吞咽疼痛、贫血、消瘦、出血、向心性肥胖、反流症状反复发生或频繁发生、BE。研究显示，在无报警征象而有典型反流症状的患者中，有部分患消化性溃疡和上消化道肿瘤。《胃食管反流病里昂共识》强调内镜检查对 GERD 的诊断特异度高，但灵敏度低，我国食管癌、胃癌患病率均较高且内镜检查费用较低，因此我国建议具有上消化道症状或年龄大于 40 岁的 GERD 患者应完善内镜检查。内镜检查在评估 GERD 的同时也有助于检出非典型症状的上消化道早期肿瘤。

根据内镜下食管黏膜表现，GERD 可分为以下三种亚型：①反流性食管炎，有反流症状同时有食管黏膜破损；② NERD，有反流症状但内镜下未见食管黏膜破损；③ BE，食管下段黏膜鳞状上皮被柱状上皮所替代，长度大于 1cm。

一、反流性食管炎的内镜诊断

内镜检查是反流性食管炎的主要诊断方法及诊断金标准。国内外关于反流性食管炎的内镜诊断标准有以下几种。

（一）洛杉矶标准

1994年在美国洛杉矶召开的世界胃肠病大会对反流性食管炎的内镜分类进行了深入的讨论，最后将反流性食管炎分为A、B、C、D四级，分别定义如下。

A级：1个或1个以上食管黏膜破损，长径≤5mm，没有融合性病变。

B级：1个或1个以上食管黏膜破损，长径>5mm，没有融合性病变。

C级：黏膜破损且有融合，融合范围<75%食管周径。

D级：黏膜破损且有融合，融合范围≥75%食管周径。

反流性食管炎内镜下描述需要附加说明有无食管狭窄、食管溃疡及BE。

洛杉矶标准将黏膜所见统一采用"黏膜破损"一词且依其扩延范围进行分类，故而易于掌握病变程度，现已广泛用于反流性食管炎的内镜诊断。诊断标准中的黏膜破损是指与周围正常表现的黏膜有明显区别的白苔或发红的区域。

临床上将内镜下反流性食管炎的洛杉矶标准分型A级、B级归为轻度反流性食管炎，C级、D级归为重度反流性食管炎（图3-3-1～图3-3-8）。《胃食管反流病里昂共识》指明重度反流性食管炎、BE或食管下段溃疡是GERD的确诊证据。轻度RE内镜诊断受检查医生主观经验影响较大，不是诊断GERD的证据，临床诊断需结合症状、PPI试验、反流监测结果，尤其是A级反流性食管炎，无特异性病理意义，健康人群中5%～7.5%经内镜检查时可存在A级反流性食管炎。临床中存在反流性食管炎过度诊断现象，尤其是容易将不规则齿状线的锯齿改变误诊为A级反流性食管炎（图3-3-9、图3-3-10）。对于A级和B级反流性食管炎的明确区分也比较困难，因为不可能客观地去测量黏膜破损长度。因此，临床医生需辨证对待反流性食管炎内镜报告中的分级诊断结果，结合临床症状有助于制定治疗策略。

反流性食管炎黏膜活检后局部出血明显，临床中很多医生一般不常规建议进行活检，但对于黏膜增生明显、合并溃疡或BE、齿状线上方倒三角形糜烂区域，建议行活检+病理检查，以排除异型增生或癌变。

重度反流性食管炎治疗后建议行内镜随访，明确治疗效果、观察是否存在 BE 化生（黏膜炎症较重时无法准确判断 BE）。

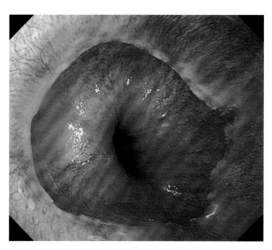

图 3-3-1　A 级反流性食管炎伴 BE（SCJ-GEJ 分离，齿状线下方可见
　　　　　栅栏样血管纹理，长度大于 1cm）

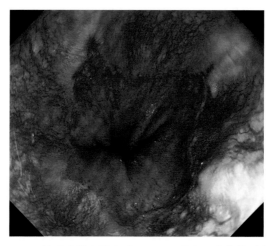

图 3-3-2　A 级反流性食管炎（SCJ-GEJ 分离，齿状线下方可见
　　　　　栅栏样血管纹理，长度小于 1cm）

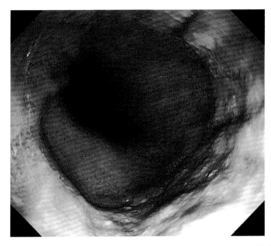

图 3-3-3　B 级反流性食管炎伴食管裂孔疝（SCJ-GEJ 分离，
齿状线下方未见栅栏样血管纹理）

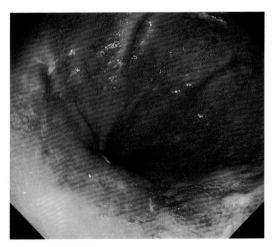

图 3-3-4　B 级反流性食管炎（SCJ-GEJ 基本在同一水平面）

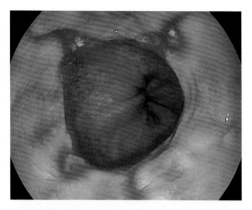

图 3-3-5　B 级反流性食管炎伴 BE（SCJ-GEJ 分离，齿状线下方见栅栏样血管）

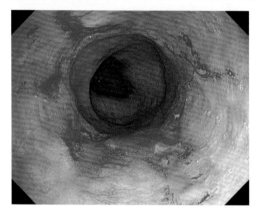

图 3-3-6　C 级反流性食管炎伴食管裂孔疝

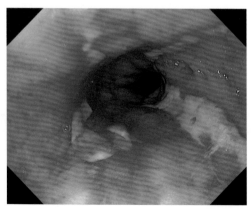

图 3-3-7　D 级反流性食管炎

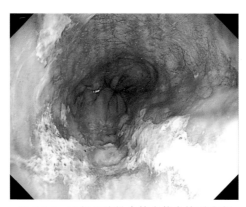

图 3-3-8 D 级反流性食管炎伴食管裂孔疝

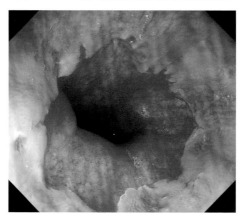

图 3-3-9 齿状线不规则伴食管下段上皮增生，色泽变白

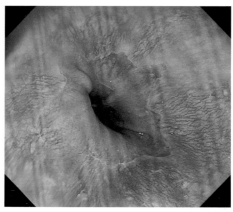

图 3-3-10 齿状线不规则（齿状线下方可见栅栏样血管纹理，但长度小于 1cm）

（二）我国反流性食管炎的分级标准

虽然国际上已通用洛杉矶标准，但我国 GERD 专家认为有我国自己的分级标准是必要的。中华医学会消化内镜分会于 2003 年 10 月 19～22 日在济南召开了全国食管疾病诊断治疗研讨会，会议对学会 1999 年 8 月在烟台制定的《反流性食管病（炎）诊断及治疗方案（试行）》进行了总结回顾，并对其内容提出了具体修改意见。

反流性食管炎的内镜诊断及分级：有典型的 GERD 症状如明显烧心、反酸、胸骨后灼痛等，而无报警症状者，需具备下列反流性食管炎的依据，但目前该分级标准应用较少（表 3-3-1）。

表 3-3-1　我国反流性食管炎的内镜分级标准

分级	食管黏膜的内镜表现
0 级	正常（可有组织学改变）
Ⅰa 级	点状或条状发红，糜烂＜ 2 处
Ⅰb 级	点状或条状发红，糜烂≥ 2 处
Ⅱ级	有条状发红、糜烂，有融合，但并非全周性，融合＜ 75%
Ⅲ级	病变广泛发红、糜烂，有融合，呈全周性，融合≥ 75%

注：必须注明各病变部位（食管上、中、下段）和长度；若有狭窄注明狭窄直径和长度；BE 应注明其长度、有无食管裂孔疝等。

二、非糜烂性食管反流病的内镜诊断

非糜烂性食管反流病（NERD）也称为内镜阴性反流病，指临床上存在反流症状，但是普通内镜检查未见食管黏膜破损，不推荐活检＋病理检查用于 NERD 常规诊断。

近年研究显示，NERD 虽然没有食管黏膜破损情况，但在内镜下仍存在细微形态学改变，如齿状线形态、齿状线下贲门黏膜表现、贲门形态。NERD 齿状线形态变化分为 6 型：①锐利环型；②宽齿型，锯齿间距疏远；③锐齿型，锯齿间距较密；④破碎型，齿状线呈破碎不整状；

⑤三角延伸型，齿状线局部呈三角形，尖端指向鳞状上皮侧；⑥舌样延伸型，齿状线部分呈舌样圆滑向鳞状上皮侧延伸。NERD 齿状线下贲门黏膜可以是平坦的，也可以是粗糙不平或斑块样凹凸不平、绒毛样不平整的。NERD 患者多数存在贲门松弛情况，翻转镜身见贲门口能容纳 2 个镜身，持续时间在 10 秒以上。通过采用高清晰放大内镜对有反流症状但常规内镜下无黏膜破损的患者进行观察，发现锐齿型、破碎型、三角延伸型、舌样延伸型的齿状线及贲门黏膜绒毛样不平对 NERD 的诊断有重要意义。

许多研究发现，尽管 NERD 未对食管造成白光内镜下可见的黏膜破损，但由于酸反流和炎症的长期存在，不可避免地会出现食管远端黏膜细微改变，如上皮内乳头状毛细血管袢（intraepithelital papillary capillary loop，IPCL）形态改变、细胞间隙增宽（DIS）、食管黏膜色泽变白、食管黏膜水肿或皱襞不平。

（一）IPCL 形态改变

食管黏膜下引流静脉向组织浅层发出许多细血管，在黏膜肌层上下形成树枝状血管网，其发出的第 4 级分支进入上皮乳头内形成的单个血管袢即为 IPCL。树枝状血管网是普通白光内镜可观察到的，镜下血管呈青色，而 IPCL 属于树枝血管的分支，普通内镜显示不清，只有在放大内镜下才可显示。

有学者将 IPCL 形态改变分为 Ⅰ～Ⅳ型，对区分正常和异常黏膜有重要意义。Ⅰ型：正常黏膜，IPCL 形态正常，为规则排列的细圆环状。Ⅱ型：炎症浸润，IPCL 有扩张和（或）延长，但形态仍存在，排列仍规则。Ⅲ型：IPCL 直径不规则和 IPCL 多形。Ⅳ型：IPCL 破坏、消失。NERD 患者主要集中于 Ⅱ型，其中以 IPCL 扩张为主，部分患者 IPCL 延长，如果在镜下观察到 IPCL 上述改变，对于诊断 NERD 有很大价值。但是上述分类对初学者来说过于复杂，因此日本内镜学会提出了 IPCL 形态的 AB 分型。A 型：没有异常或轻度异常血管，属于正常黏膜或有炎症浸润的黏膜，NERD 患者多表现为此型。B 型：扩张、迂曲、口径改变及形态不均的异常血管，属于癌性病变。

（二）DIS

食管上皮由未角化的复层鳞状上皮细胞组成,各种损伤因子如胃酸、胃蛋白酶、十二指肠内容物等作用于食管黏膜可导致 DIS,这也是公认的 NERD 黏膜改变,但其研究主要采用透射内镜,很难在临床上广泛应用。目前关于正常人及 NERD 患者食管上皮细胞间隙宽度的数值结果存在很大差异,有研究将 DIS 的临界值定为 0.74μm。我国学者测定的 NERD 患者 DIS 的阈值分别为 0.79μm 和 0.85μm,还有待多中心、大样本的研究来确定国际公认的最佳细胞间隙值。

（三）其他

NERD 还存在多种黏膜微结构的改变,如灶状基底细胞增生、炎症细胞浸润、黏膜交界处易碎性模糊、血管增多和微侵蚀、黏膜水肿或不平、细胞间桥粒数目减少等。笔者前期研究显示内镜下食管下段黏膜色泽变白患者中 25.68% 存在反酸,12.16% 存在烧心。

三、BE 的内镜诊断

为规范我国 BE 的诊断和治疗,中华医学会消化病学分会于 2011 年在重庆召开了"全国第二届 Barrett 食管专题学术研讨会"。本次研讨会就 BE 有关问题进行了广泛的讨论,并达成共识。BE 系指食管下段的复层鳞状上皮被化生的单层柱状上皮所替代的一种病理现象,可伴有或不伴有肠化生。其中伴有肠化生者属于食管腺癌的癌前病变。至于不伴有肠化生者是否属于癌前病变,目前仍有争议。

BE 的诊断主要根据内镜检查和病理学检查。当内镜检查发现食管下段有柱状上皮化生时称为"内镜下可疑 BE"。经病理学检查证实有柱状细胞存在时即可诊断为 BE,发现肠化生时更支持 BE 的诊断。

（一）诊断 BE 需注意的内镜检查标志

1. SCJ　食管远端粉色鳞状上皮在 GEJ 移行为橘红色柱状上皮,构成齿状线（也称 Z 线）,即为 SCJ。

2. GEJ 为管状食管与囊状胃的交界，在内镜下定位的标志为食管下端纵行栅栏样血管末梢或最小充气状态下胃黏膜皱襞的近侧缘。明确区分 SCJ 和 GEJ 对识别 BE 十分重要。美国和英国指南均推荐胃皱襞近端作为 GEJ 的标志点。食管下端栅栏样血管由于易受局部炎症、血管变异、呼吸和食管蠕动等因素的影响，诊断准确性较差。正常情况下，SCJ 与 GEJ 应位于同一水平，齿状线下方为贲门部黏膜，齿状线上方则为鳞状上皮。

（二）BE 内镜下表现

发生 BE 时，齿状线上移，表现为 GEJ 的近端出现橘红色或伴有栅栏样血管表现的柱状上皮，即 SCJ 与 GEJ 分离。近年，色素内镜、放大内镜、激光共聚焦内镜已用于 BE 的诊断，这些技术能清晰显示黏膜的微细结构，有助于定位，并能指导活检。

（三）BE 内镜下分型

1. 按化生的柱状上皮长度分类 ①长节段 BE：化生的柱状上皮累及食管全周且长度≥ 3cm；②短节段 BE：化生的柱状上皮未累及食管全周或虽累及全周但长度＜ 3cm。

2. 按内镜下形态分类 分为全周型、舌型和岛型。

3. 布拉格 C&M 分类法 为便于精确诊断，推荐采用布拉格 C & M 分类法，C 代表全周型化生黏膜的长度，M 代表化生黏膜最大长度。例如，C3-M5 表示食管圆周段柱状上皮为 3cm，非圆周段或舌状延伸至 GEJ 上方 5cm；C0-M3 表示无全周段上皮化生，舌状伸展至 GEJ 上方 3cm。此种分类对于直径≥ 1cm 的化生黏膜，敏感性较高，而对于直径＜ 1cm 的化生黏膜，敏感性较差。

（四）BE 活检注意事项

由于 BE 肠化生与食管腺癌发生具有密切关系，所以建议 BE 患者进行活检，明确是否有肠化生或异型增生等情况。推荐使用普通白光内镜，采取 Seattle 四象限活检法，即常规从 GEJ 开始向上每间隔 2cm 分别在四个象限取标本活检，取 8 块以上的黏膜组织能有效提高 BE 肠化生的检出率。虽然这种活检方法操作费时、费用高，但却是目前唯一有效的方法。统计研究显示，仅 10%～79% 的医师按照此方案活检，BE 长度越长，四象限活检法应用率越低，不规范活检将导致异型增生的检出率明显降低。如患者第一次检查时无法耐受活检，建议尽早随访并行规范活检，美国指南强调任何不规则处所取的活检标本需单独标注、送检，而对可疑异型增生、已有异型增生或可疑癌变者推荐每间隔 1cm 进行四个象限活检，使用色素内镜或更先进的内镜技术可能有助于指导异型增生和黏膜不规则处的活检，但不推荐作为 BE 常规随访手段。

　　BE 与反流性食管炎、食管裂孔疝通常重叠出现，很多医生对于鉴别 SCJ 上移是 BE 还是食管裂孔疝存在困难。内镜操作中，首先判断 SCJ 是否上移，SCJ 距门齿位置受患者身高、食管长度的影响，没有绝对距离，所谓的上移是相对于 GEJ 而言，称为"SCJ-GEJ 分离"可能更好理解。SCJ-GEJ 分离见于两种情况：一是食管下段柱状上皮化生，上移的齿状线与 GEJ 分离，齿状线下方可见栅栏样血管纹理，长度大于 1cm 可诊断 BE；二是食管裂孔疝，上移的齿状线也与 GEJ 分离，但齿状线下方是贲门黏膜，无栅栏样血管纹理，其下方可见疝囊形成及横膈食管裂孔压痕。食管裂孔疝和 BE 往往共存，此增加了诊断难度，在内镜检查过程中需仔细观察 SCJ、GEJ 和横膈食管裂孔压痕的位置。

　　此外，越来越多的患者选择无痛胃镜，无痛胃镜下贲门区域舒展程度不如普通胃镜，对于观察贲门区域存在一定影响，加上近些年 GEJ 肿瘤发病率呈增长趋势，更要求内镜操作医生仔细观察，获取清晰图片后再进入胃腔进行其他部位的检查。

四、胃食管阀瓣内镜下诊断

　　胃食管阀瓣（GEFV）也称为贲门阀瓣，是位于胃食管连接部下方、贲门上部胃底侧的阀瓣样肌性黏膜皱襞，具有抗反流作用。1954 年 Barrett 等通过对正常人的食管与贲门在吞咽及反流方面的研究推断正常人贲门大弯侧存在黏膜阀瓣。1996 年 Hill 等在人尸体和活体上进行实验研究，从解剖上进一步证实了 GEFV 的存在，指出 GEFV 与反流性食管炎分级之间的关系，根据胃镜下 GEFV 的表现不同进行了相应分级，提出贲门阀瓣的 Hill 分级（表 3-3-2，图 3-3-11～图 3-3-14）。

表 3-3-2 胃食管阀瓣的 Hill 分级

分级	胃食管阀瓣的内镜下表现
Ⅰ级	反转镜身沿胃小弯侧可见明显的黏膜皱襞紧贴内镜
Ⅱ级	组织皱襞存在，不如Ⅰ级明显，随着呼吸而周期性开放
Ⅲ级	组织皱襞不明显，不能紧密包绕内镜
Ⅳ级	不存在组织皱襞，胃食管区域开放，轻易可见食管上皮

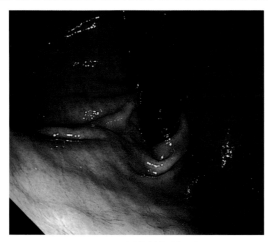

图 3-3-11 胃食管阀瓣Ⅰ级

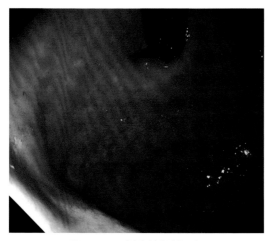

图 3-3-12 胃食管阀瓣Ⅱ级

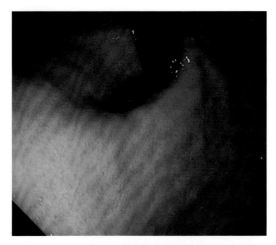

图 3-3-13　胃食管阀瓣Ⅲ级

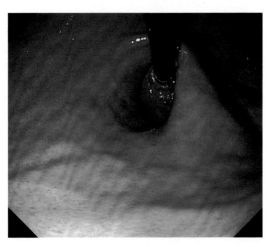

图 3-3-14　胃食管阀瓣Ⅳ级

　　常规检查反转镜身，充分注气后观察，对于观察角度无明确要求，要求仔细观察胃底大弯、小弯及前后壁，小弯和后壁观察容易受胃腔充气程度、镜身弯角程度、检查医生操作水平等因素的影响。笔者的经验是观察胃食管阀瓣以后壁、小弯侧最佳，可清晰观察到黏膜皱襞及松弛程度，有助于准确分级，也有助于提高贲门区域早期肿瘤的检出率。

五、特殊内镜技术在 GERD 诊断中的应用

（一）高分辨放大胃镜

放大胃镜是一种具有高像素和高分辨率特点的电子胃镜，可使肉眼直观所见到的黏膜组织被不同程度地放大，达到与立体显微镜相同的观察水平，有利于观察细微结构变化，以判断病变的良恶性、区分组织学类型及判断病变的深度和范围。高分辨放大胃镜能够发现在普通胃镜下看似正常黏膜的某些特征性异常，如三角形羊齿印征、鳞柱状上皮交界处针尖样血管等。近年来，国内外的研究已通过透射电镜及色素内镜等检查技术发现 NERD 也存在与 RE 相似的微小改变，如细胞间隙增大，黏膜发白或微红，水肿改变和不易觉察的类似黏膜损伤的炎症。

对于内镜检查无食管黏膜损伤的患者，增加黏膜活检也是检查黏膜改变的一个常用方法。炎症细胞的存在（中性粒细胞和嗜酸性粒细胞）、糖原颗粒减少、上皮基底细胞增生、乳头样延伸，特别是后两者被认为是反流相关的食管损伤（GERD 相关组织学表现）。

（二）色素内镜

色素内镜是指应用特殊的染料对黏膜进行染色，使病变部位与周围正常黏膜组织之间的对比加强，轮廓更加清楚，黏膜的结构更加清晰。该检查既能显示黏膜表面细小的凹凸改变，又能更好地显示病灶范围并帮助判断病变性质，从而提高检出率。

色素内镜可分为化学染色内镜和物理染色内镜两种。化学染色内镜是将各种色素散布或喷洒在消化道黏膜表面，使黏膜结构更加清晰，利用黏膜的细微凹凸及色调变化，加强病变部位与周围的对比，从而观察到普通内镜难以发现的微小病变。化学染色常用方法有碘染色、甲苯胺蓝染色、卢戈液染色等。由于病变的上皮缺乏糖原，喷洒碘液后，病变部为不染区，可清楚地显示出病变范围。而甲苯胺蓝在正常食管黏膜几乎无着色性，病变部位则有不同程度蓝染。对有反酸、烧心症状的常规胃镜检查无食管炎症表现者进行卢戈液染色检查，发现染色后出现条纹

状着色不良及未着色条纹，经黏膜组织活检病理学检查显示固有层炎症细胞浸润，提示食管炎症存在。

物理染色内镜也称为电子染色内镜（digital chromoendoscopy），主要采用电子分光技术，利用不同波长的光穿透不同深度的黏膜来显示黏膜的细微结构和浅表血管。电子染色实际上并不是真正的染色，而是根据不同的原理使病变组织和正常组织成像出现差异进行观察。现介绍几种比较常用的电子染色方式。

1. 窄带成像术（narrow band imaging，NBI） 作为一种全新的内镜技术，利用窄带滤光器过滤掉红绿蓝光波中的宽带光谱，可以增加浅表黏膜血管结构的对比度，使浅表黏膜细微结构清楚呈现，便于诊断中进行辨别分析。

人体蛋白组织的主要色素为血红蛋白，蓝光吸收能力在 415nm 达到峰值，对绿光吸收能力相对较弱，利用这一特性使用窄带滤光器过滤掉红光提高了血管成像的清晰度。另外，NBI 保留了传统的电子内镜功能，可以在诊断中进行传统成像和 NBI 成像的迅速切换，便于反复检查病灶情况。

研究表明，使用 NBI 对以往常规内镜检查未显示黏膜破损的食管上皮内乳头状毛细血管环进行观察发现，扩张和扭曲等现象的同时其实也存在着微小糜烂。一项联合应用 NBI 和放大内镜比较 GERD 患者与对照者特征的研究发现，齿状线处 IPCL 数量增多、扩张、扭曲，以及血管纹理增多。经统计，齿状线处 IPCL 数量增多、扩张是诊断 GERD 最重要的预测因子。尽管对食管炎分级有赖于观察者经验，但是 NBI 与普通内镜相比，可以提高观察者间和观察者内的诊断一致性。

2. 联动成像术（linked color imaging，LCI） 内镜系统联合激光照明技术和独有的图像处理技术，可以对黏膜表面的微血管、结构变化进行更为细致的观察。

LCI 通过增加激光光源中的"滤光板"选择出特定短波长窄带光，与白光观察用激光平衡同时进行照射，一次性获得黏膜表层血管、表层构造的信息及通常白光观察所获得的信息。为了更好地识别获得图像黏膜色彩周围的微小色差，LCI 模式对色彩进行再度配置，使得红色的部分变得更红，白色的部分变得更白，同时进行颜色的加深和变浅，提高对食管、胃肠道细微病变的识别性。

3. I-SCAN 内镜系统 最大的特色在于色调增强功能。I-SCAN 电子染色诊断技术可以强调黏膜内血管走向和病变黏膜与周围正常黏膜间的对比情况，并且针对消化道不同部位黏膜的特性，通过主机软件系统针对性设计染色功能，从而使得不同部位病变显示出最佳光染色效果。这种诊断技术可以较好显示病灶黏膜和周围正常黏膜之间的界限，正常黏膜呈暗青色，胆汁多呈红色，肠化区域多呈蓝色，异常增生区黏膜通常不变色。

4. 富士能智能电子分光技术（Fuji intelligent chromo-endoscopy，FICE） 具有较高强度的光源，可选择 3 种波长的光谱组合成最多达 50 种的设置，从而获得不同黏膜病变的最佳图像。FICE 可更方便地提供清晰的血管图像，有助于早期病变的诊断，提高活检准确率。

5. 共聚焦显微内镜（confocal laser endomicroscopy，CLE） 是传统电子内镜和微型共聚焦激光扫描显微镜整合的产物，可获得消化道黏膜层放大 1000 倍的图像，能在内镜检查的同时对消化道黏膜细胞及亚细胞进行检查，使临床医师获得即时的、高分辨率的组织学诊断，有助于靶向活检，避免重复的内镜检查和多次活检。

CLE 应用于临床以来，在食管疾病应用最早的是诊断 Barrett 食管及其相关腺癌。由于杯状细胞和肿瘤细胞在共聚焦图像中有其特异的形状，故其诊断优势非常显著，其敏感性和准确性都很高。CLE 还可用于研究 RE 与 NERD 的鳞状上皮异常。共聚焦显微内镜能发现 NERD 患者食管黏膜乳头密度增加、毛细血管袢扩张、荧光素渗漏、细胞间隙增宽。CLE 能看到 BE 肠化生组织的杯状细胞中带有特征性暗点，也能看到皮下毛细血管及黏膜内瘤的不规则细胞。CLE 可清晰地观察到 IPCL 的形态。IPCL 是最显著的食管上皮微血管特征，其数目及形态改变是诊断 GERD 的主要指标。

综上所述，内镜技术的蓬勃发展显著提高了 GERD 及各亚型的诊断特异性及敏感性，对指导治疗方案选择及预后评估也有很大作用。

（张静洁 孟宪梅）

第四节　胃食管反流病的病理诊断

随着对 GERD 的研究和认识，发现胃食管反流与 BE 及食管胃交界处腺癌的发生有很大关系，因此中华医学会病理学分会消化系统疾病学筹备组于 2017 年颁布 GERD、BE 及食管胃交界腺癌的病理诊断共识，以规范病理诊断标准。

GERD 可分为 RE、NERD、BE 三种亚型，下面将针对三种亚型的病理诊断特点分别进行介绍。

一、RE 的病理诊断

显微镜下 RE 患者食管黏膜上皮坏死、炎症细胞浸润、黏膜糜烂及溃疡形成。食管黏膜溃疡表面为中性粒细胞及嗜酸性粒细胞为主的炎性渗出物及坏死组织，溃疡基底部为肉芽组织，可见淋巴细胞及浆细胞浸润，溃疡边缘可见鳞状上皮再生。

RE 发生较多嗜酸性粒细胞浸润时，需要与嗜酸性粒细胞性食管炎、嗜酸性粒细胞性胃肠炎相鉴别。从嗜酸性粒细胞数量上，一般 RE 嗜酸性粒细胞的数量＜ 5 个 /HPF，嗜酸性粒细胞性食管炎的病理学诊断标准为嗜酸性粒细胞计数≥ 15 个 /HPF，甚至形成嗜酸性脓肿，这是两者的主要区别；从部位上分析，RE 主要累及食管远端，近端不受累，而嗜酸性粒细胞性食管炎患者的食管近端 1/3 嗜酸性粒细胞数量相对多。嗜酸性粒细胞性胃肠炎发生食管病变时，嗜酸性粒细胞浸润管壁较深，胃肠道内会有 IgG4 沉积。

RE 的食管黏膜病理变化缺乏特异性（图 3-4-1），在反流病史明确，除外药物因素和感染的情况下，如果发现食管黏膜糜烂、坏死溃疡等病变，可诊断为 RE。

二、NERD 的病理诊断

NERD 在内镜下没有食管黏膜破损表现，但在显微镜下可出现一些异常表现，有助于诊断。

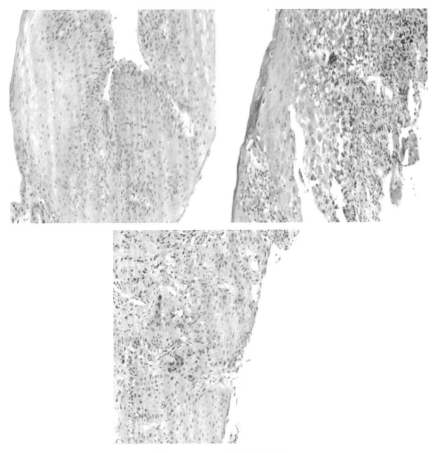

图 3-4-1 RE 的病理改变

1. 食管鳞状上皮基底细胞增生 正常食管鳞状上皮基底细胞层不超过鳞状上皮全层厚度的 15%，如果超过了此数值，则可认为存在基底细胞增生。基底细胞层上限确定的标准是细胞核间距大于细胞核的直径，即大多数上皮细胞核之间的距离大于 1 个细胞核直径即为基底细胞层最上限。应当特别注意的是基底细胞增生和基底细胞层厚度的确定应当避开固有膜乳头处。

2. 食管鳞状上皮固有膜乳头延长 正常食管黏膜固有膜乳头基底到上皮表面的距离不超过上皮厚度的 2/3，如果超过 2/3 为固有膜乳头延长。

固有膜乳头长度应在可以观察乳头基底的视野进行评价，固有膜乳头的长度以上皮乳头内血管壁上限为界。

3. 食管鳞状上皮内炎症细胞浸润　是胃食管反流病的一个重要病理变化，浸润的炎症细胞主要为嗜酸性粒细胞、中性粒细胞和淋巴细胞。嗜酸性粒细胞、中性粒细胞浸润对于诊断胃食管反流病的特异性欠佳，其中嗜酸性粒细胞浸润需要与嗜酸性粒细胞性食管炎、感染和药物食管炎进行鉴别，而中性粒细胞浸润需要除外感染和药物性食管炎。

4. 食管鳞状上皮细胞间隙扩张　光镜观察 RE 和 NERD 中均可见到食管鳞状上皮细胞间隙扩张改变，表现为鳞状上皮细胞之间的间隙不规则扩大。有的呈气泡状，表现为不规则的圆形扩张；有的呈梯状，表现为细胞之间的间隙普遍增宽。

5. 食管鳞状上皮乳头血管湖　食管上皮乳头毛细血管扩张和出血，形成血管湖。

如果反流病史明确，食管黏膜活检虽然没有糜烂、溃疡，但可见基底细胞增生、上皮乳头延长，鳞状上皮内炎症细胞浸润、上皮细胞间隙扩张及食管鳞状上皮乳头血管湖等病理变化，满足 2 条或以上可诊断符合 NERD。

GERD 活检取材部位对于其准确诊断非常重要，不同部位食管黏膜活检提供的信息对病理组织学诊断的价值不同，齿状线处活检可明显增加诊断的敏感性。因此，推荐在齿状线上 2cm 以内活检，活检组织块应不少于 4 块。

三、BE 的病理诊断

BE 是指食管下段的复层鳞状上皮被单层柱状上皮化生的一种病理表现（图 3-4-2）。化生的单层柱状上皮可为胃型上皮，也可为伴有杯状细胞的肠型上皮，伴有肠上皮化生的 BE 属癌前病变，其中 1% ～ 2% 会发展为食管腺癌。食管前体细胞理论一度成为 BE 起源学说的主流，该理论认为食管多能干细胞在反流物长时间刺激下诱导分化为柱状细胞，肠化是 BE 最具临床意义的病理改变，肠化后的腺上皮易进展为上皮内瘤变，最终进展为腺癌。

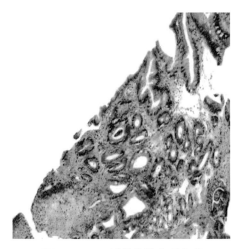

图 3-4-2 BE 活检黏膜病理表现

Barrett 食管化生上皮有如下三种组织学类型：

1. 胃底型 与胃底腺上皮相似，可见主细胞和壁细胞。

2. 贲门型 与贲门腺相似，有胃小凹和黏液腺，无主细胞和壁细胞。

3. 肠化型 为化生肠型黏膜，表面有微绒毛和隐窝，杯状细胞是特征性细胞，此型癌变风险较大。

从组织学类型上 Barrett 食管异型增生可以分为腺瘤样异型增生和小凹型异型增生两种主要类型。腺瘤样异型增生的形态学特点与结直肠腺瘤的异型增生一致，增生细胞形成腺管或绒毛状结构，被覆高柱状细胞，细胞核复层、深染，细胞质红染，腺腔缘锐利，可见杯状细胞和潘氏细胞；免疫组织化学具有肠型上皮的特点，MUC2、CDX-2 和 Villin 均呈阳性表达。而小凹型异型增生的细胞呈立方或柱状，细胞质透明或呈嗜酸性，细胞核呈圆形或卵圆形，部分细胞可见核仁；腺体趋向于比腺瘤样异型增生更小，关系更紧密，腺腔缘不太清楚，无杯状细胞和潘氏细胞，免疫组织化学 MUC2、CDX-2 和 Villin 均呈阴性表达，而 MUC5AC 多为阳性表达。研究显示，伴肠化的 Barrett 食管癌变风险比无肠化高 3 倍以上，并且无异型增生的 Barrett 食管发展为食管腺癌的概率低于有异型增生者，此概率随异型程度增加而升高。

参照中华医学会消化病学分会 Barrett 食管诊治共识建议的四象限

活检法，对于内镜下黏膜表现为 Barrett 食管的患者，从 EGJ 开始向上每隔 2cm 在四个象限内取活检，根据病变程度每个象限一般取材 1 ～ 3 块。

四、GERD 与食管胃交界腺癌

食管腺癌主要起源于食管下 1/3 Barrett 食管黏膜的腺上皮。研究发现，约 80.9% 的食管腺癌为下段腺癌。Barrett 食管作为食管腺癌和部分食管胃交界处肿瘤的癌前病变已获广泛共识并受到重视。作为一种独特的病理类型，需要指出的是所谓交界区指的是解剖交界，即食管纵行黏膜皱襞与放射状胃黏膜皱襞交界，而不是鳞柱上皮交界。

食管胃交界腺癌的病理类型如下。①腺癌，食管胃交界区发生的癌多数为腺癌，组织学类型包括乳头状腺癌、管状腺癌、黏液腺癌和印戒细胞癌。其中乳头状腺癌和管状腺癌较为常见。②腺鳞癌，在食管胃交界区仅次于腺癌，由腺癌和鳞状细胞癌混合组成。如果典型腺癌中存在小的化生性鳞状细胞灶则不能诊断为腺鳞癌。③神经内分泌癌，多为大细胞神经内分泌癌，而小细胞癌罕见，也可发生混合性腺 - 神经内分泌癌或单纯性高级别神经内分泌癌。神经内分泌癌预后差。

综上所述，RE、NERD 的病理表现无特异性，病理诊断时需结合临床表现综合考虑。Barrett 食管的病理诊断需要关注活检部位、是否有肠化生和异型增生等情况，以便评估病变的癌变风险，有助于临床医生制订随访方案。病理医生在诊断实践中应充分与临床医生沟通，尊重临床所见，病理、临床医生密切配合，做出正确诊断。

（李慧艳）

第五节　胃食管反流病的食管高分辨率测压

食管测压是诊断食管动力障碍性疾病及研究食管生理的重要方法，是将测压导管置于食管中，测压导管上的压力感受器可反映相应部位的压力。食管测压技术发展快，在传统测压的基础上，诞生了高分辨率测压系统（图3-5-1），比传统测压更简洁、直观、细致、高效、准确。

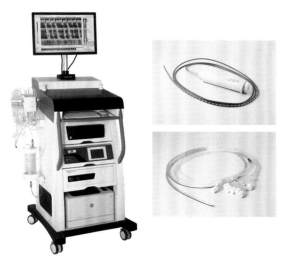

图 3-5-1 食管高分辨率测压系统及导管

目前食管高分辨率测压（high resolution manometry，HRM）包括固态导管测压和微量水灌注导管测压，两者最大的区别为不同的压力信号转导途径，固态导管测压经由位于管腔内的压力传感器直接感应微小压力，而微量水灌注导管测压的压力传感器位于管腔外，通过与单向测压通道的微量水灌注硅胶导管相连来间接感应食管腔内压力的变化。两种高分辨率测压系统均无须牵拉，能实时动态记录整个吞咽过程。

固态导管测压系统的电极导管由33～36个固态电容式柱状压力传感器组成，距离为1cm，每个压力传感器中分布12个测压感受点。可同时采集从咽部到近端胃部的全部压力数据，对腔内压力进行完整、客观的测量。将传统测压的线形图转化为可反映导管深度、测压时间和各通道平均压力水平的"地形图"，能更加真实地反映食管的动力状态。

微量水灌注导管测压系统有21～36个单向测压通道硅胶导管，外径为4mm，导管相对比较柔软。测压通道的分布规律为最下方P1为胃内通道，往上5cm为P2，P2至P7每个通道间距1cm，测压用于反映

LES 压力变化。而 P7 至 P22 每个通道间距 2cm，测压时每个通道均与由气液灌注装置灌流的体外压力传感器相连接，通过侧孔压力计算食管内压变化。

近些年推出了高分辨率阻抗测压（high resolution impedance manometry，HRIM）技术，是把阻抗技术与高分辨率测压技术相结合，在食管测压导管上嵌入阻抗电极，在测压的同时可监测食管腔内阻抗的变化。

HRM 能够准确评估 GERD 患者食管体部和胃食管连接处的动力异常改变，指导药物治疗方案。对于常规 PPI 疗效欠佳的 GERD 患者，HRM 结合食管反流监测，可明确症状的病理生理学基础，为进一步调整治疗提供依据。GERD 患者抗反流手术前进行 HRM 能够全面、客观地评价食管体部蠕动功能、LES 功能和是否合并食管裂孔疝，从而有助于选择合适的抗反流手术。对于术后症状复发的患者，HRM 可以客观评价食管体部和 LES 功能，指导进一步实施合适的治疗方案。

HRM 的适应证和禁忌证

（一）HRM 的适应证

（1）疑有食管动力障碍性疾病（如贲门失弛迟缓症、非特异性食管动力障碍、系统性疾病伴食管症状等）。

（2）不明原因的吞咽困难、非心源性胸痛。

（3）动力障碍性疾病的治疗疗效评估。

（4）食管 pH 或 pH- 阻抗监测前 LES 定位。

（5）抗反流手术前、手术后评估。

（二）HRM 的禁忌证

（1）鼻咽部或食管梗阻者。

（2）对迷走神经刺激耐受差者。

（3）严重的器质性疾病，病情未控制者。

（4）凝血功能障碍者。

（5）不能配合检查操作者。

（三）HRM 的操作流程

1. HRM 的检查前准备 检查前 1 周停用可能影响食管动力的药物，如促动力剂、镇静剂、泻剂、抗胆碱能药物等；检查前禁食 12 小时、禁水 6 小时；熟悉患者病情、症状、用药史、过敏史等；签署知情同意书。测压物品准备：测压导管、数据采集模块、数据采集软件、分析软件、润滑剂、无菌手套、10ml 注射器、饮用水等。

2. HRM 的操作步骤

（1）电极校准：电极的校准分为压力校准和体温校准。校准频率：体温校准为每周 1 次，压力校准为每次检查前进行一次。在体温校准前先完成压力校准，校准方法按照各测压系统使用手册的要求进行。

（2）数据采集和保存：打开采集软件，登记患者信息，必要时使用电极保护套膜；患者取坐位，用润滑剂擦拭导管后，将导管插入患者鼻腔，当导管前端到达鼻咽部时，使患者头部前倾，直至下颌碰到胸部，同时嘱患者做吞咽动作，伴随吞咽动作插入导管，直至显示器上的实时压力彩图提示导管前端到达胃腔。

食管动力障碍性疾病 HRM 芝加哥分型 4.0 版中建议患者取仰卧位和坐位 2 种体位采集测压数据，定义其中一种体位为主要体位，另一种为次要体位。先取主要体位（仰卧位或坐位）行 10 次 5ml 水单口吞咽，再取次要体位（坐位或仰卧位）行至少 5 次 5ml 水单口吞咽。

建议常规进行多次快速吞咽（MRS）和快速饮水挑战（RDC）等激发试验有助于鉴别诊断食管动力障碍。多次快速吞咽即用注射器抽吸 10ml 水以 2～3 秒的节律分 5 次注入，每次 2ml，嘱受检者行 5 次连续吞咽，观察食管体部蠕动情况。快速饮水挑战是指受检者在 30 秒内快速连续吞咽 200ml 水。仰卧位时应做至少 1 组多次快速吞咽，若失败或存在异常反应，最多可重复 3 组多次快速吞咽；坐位时应做 1 次快速饮水挑战。

除上述的多次快速吞咽和快速饮水挑战，还可以选择做其他激发试验评估是否存在食管动力障碍。常规测压若未发现重度食管动力障碍，如果疑似胃食管连接部流出道梗阻，可行固体吞咽（固体吞咽指让受检者吞咽 10 次体积为 1～2cm³ 的软固体）、固体试验餐（嘱受检者以正常速度摄入 200g 软固体食物）和（或）药理学刺激试验（使用亚硝酸戊酯或胆囊收缩素的药理学激发试验可用于评估 EGJ）。如果疑似反刍、嗳气，可行餐后高分辨率阻抗测压。

数据采集过程中需要注意以下几点：①开始吞咽前，给予患者至少60 秒的适应期，嘱其完成 3 次深吸气确认导管位置，并记录至少 30 秒的基线期，更换体位时需重复以上过程；②不同体位需应用不同的正常参考值；③坐位检测时患者双下肢自然垂于床边，上半身挺直，不可弯腰或俯身；④若行高分辨率阻抗测压，温水应换为 0.9% 氯化钠溶液。

若检测结果怀疑胃食管连接部流出道障碍但暂不符合贲门失弛缓症的诊断标准，可行以下检查来辅助诊断：①定时食管钡剂造影，联合吞咽钡片更佳；②内镜下功能性腔内成像探针（EndoFLIP）。

（3）数据分析：在高分辨率测压图中，冷色代表低压，暖色代表高压。上下两条水平高压带分别代表 UES、LES 或 EGJ，UES 与 LES 之间的暖色斜行条带代表蠕动压力波。蠕动压力的变化是由不同的食管收缩节段组成：S1 为食管上段骨骼肌，TZ 为食管骨骼肌转变为平滑肌的移行带，S2 和 S3 分别为食管平滑肌部分的近端和远端，S4 为 LES 重新定位的位置（吞咽过程食管缩短）。

正常吞咽开始时，UES 先出现松弛，压力降低接近食管内压（颜色变为蓝色），数秒后可见 LES 松弛，残余压力和胃内压力接近（图 3-5-2）。

（四）HRM 的观察参数

1. 3 秒最低松弛压力 LES 松弛段中压力最低的连续 3 秒中平均残余压力，包括了 LES 松弛最低压力和膈肌压力。

2. 4 秒完整松弛压力（4s integrated relaxation pressure，4s IRP）上食管括约肌吞咽开始 10 秒内，EGJ 连续或不连续 4 秒的最低松弛压，只计算 LES 松弛程度，膈肌压力不计入 IRP。IRP 用于评价流出道是否梗阻，4s IRP > 15mmHg 提示 LES 松弛功能障碍。

3. 食管内部压力（intrabolus pressure，IBP） 在远端传送波与 EGJ 中间存在独立压力带，此独立压力带在 LES 上沿 1 ～ 2cm 处，软件计算最高压力作为 IBP，此是评价食团排空障碍的重要指标。

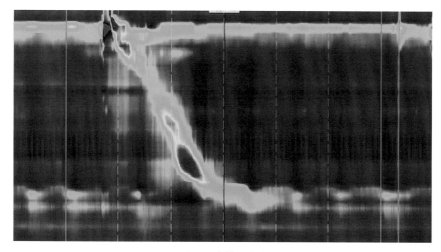

图 3-5-2 吞咽后食管正常蠕动压力图

4. 收缩减速点（contractile deceleration，CDP） 30mmHg 等压线下食管收缩前沿速度减缓处，食管动力由蠕动转入排空，为远端食管 S2 段和 S3 段之间的交点。

5. 远端收缩延迟时间（distal latency，DL） 自吞咽起始处至 CDP 处的传送时间，正常吞咽时间 ≥ 4.5 秒。

6. 远端收缩积分（distal contractile integral，DCI） 指食管中远段平滑肌收缩的压力 × 持续时间 × 长度，计算区域是从压力移形带至 LES 上端边缘、收缩压超过 20mmHg 的区域，单位为 mmHg·s·cm，用于评价食管收缩蠕动的力度。

7. 吞咽松弛窗（deglutitive relaxation window） 指吞咽时 UES 开放后 10 秒内 LES 出现松弛开始，10 秒后结束或在蠕动波到达 EGJ 后结束的一段时间。

8. 压力反转点（pressure inversion point，PIP） 指呼吸时膈肌移动产生了压力转折点，也称呼吸反转点（respiratory inversion point，RIP）。食管内压力和胸腔内压力变化一致，吸气时压力降低，测压检查图片中颜色变为深蓝色，呼气时压力升高，颜色变为浅蓝色，而腹腔内的压力变化和胸腔内的压力变化相反，即吸气时压力升高，呼气时压力降低，这一特征可帮助判断膈肌的位置。LES 压吸气时升高，呼气时降低，提示 LES 在横膈下。

（五）EGJ 流出道分型

EGJ 是一个复杂的括约肌，由膈脚和 LES 组成，两者的相对优势因环境而异。EGJ 压力随时间、呼吸和吞咽而变化，EGJ 形态也可以随时间变化，在叠加与分离的膈脚和 LES 之间转换。此外，EGJ 松弛在一定程度上是生理性的，表现为一过性 LES 松弛（tLESR）现象，LES 和膈脚的反射性松弛促进气体从胃中排出。《胃食管反流病里昂共识》建议采用两个指标，第一个表示 EGJ 的解剖形态，第二个总结其收缩活力。

食管动力障碍性疾病 HRM 芝加哥分型 4.0 版分别阐述了 EGJ 的形态和压力。EGJ 形态分为 3 种类型（图 3-5-3 ～图 3-5-5）：Ⅰ型，LES 和膈脚重叠，表现为单峰；Ⅱ型，LES 和膈脚不重叠，表现为双峰，分离间隔＜ 3cm；Ⅲ型，LES 和膈脚不重叠，表现为双峰，分离间隔≥ 3cm。Ⅲ型提示存在食管裂孔疝，Ⅲ型又可分为Ⅲa 和Ⅲb 两种亚型，其中Ⅲa 亚型的 PIP 仍在膈脚水平，而Ⅲb 亚型的 PIP 在 LES 水平。

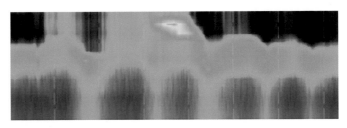

图 3-5-3　EGJ Ⅰ型

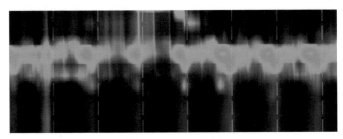

图 3-5-4　EGJ Ⅱ型

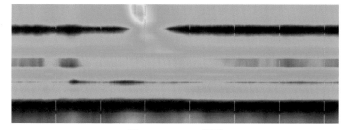

图 3-5-5 EGJ Ⅲ型

量化 EGJ 抗反流屏障功能的第二个指标是 EGJ 收缩积分（EGJ-CI）。计算 EGJ-CI 的方法类似于计算远端收缩积分（DCI）的方法，其中以超过胃内压 2mmHg 的压力为等压线，选取包含 LES 和膈脚的 3 个呼吸周期范围进行计算。这一指标可识别出抗反流屏障功能障碍的患者。

（六）食管收缩功能分型

食管收缩功能包括食管收缩力度和食管收缩模式，食管动力障碍性疾病 HRM 芝加哥分型 4.0 版对两者进行了明确阐述。

食管收缩力度可根据 DCI 分为失蠕动收缩（DCI ＜ 100mmHg·s·cm）、弱蠕动收缩（DCI 在 100 ～ 450mmHg·s·cm）、正常蠕动收缩（DCI 在 450 ～ 8000mmHg·s·cm）和过度蠕动收缩（DCI ＞ 8000mmHg·s·cm）。

食管蠕动收缩模式包括完整收缩、间断收缩和期前收缩。完整收缩是指 20mmHg 等压轮廓内收缩中断不超过 5cm、DL ＞ 4.5 秒。间断收缩为 20mmHg 收缩等压轮廓内收缩中断累及大于 5cm、DCI ＞ 450mmHg·s·cm。期前收缩则是指 DL ＜ 4.5 秒、DCI ＞ 450mmHg·s·cm。

食管动力障碍性疾病 HRM 芝加哥分型 4.0 版将食管动力障碍分为 EGJ 流出道障碍和食管体部动力障碍（表 3-5-1）。

（七）GERD 的动力异常特点

高分辨率测压下 GERD 动力异常表现有 LES 静息压降低、膈脚 -LES 分离、食管体部动力异常。图 3-5-6 显示，UES 静息压力正常，EGJ 区、LES 静息压较低；图 3-5-7 ～图 3-5-10 显示食管体部蠕动减弱或缺失。

表 3-5-1　食管动力障碍性疾病 HRM 芝加哥分型 4.0 版诊断标准

EGJ 流出道障碍

贲门失弛缓症 Ⅰ 型	IRP 升高（仰卧位或坐位），100% 失收缩
贲门失弛缓症 Ⅱ 型	IRP 升高（仰卧位或坐位），100% 失收缩且 ≥ 20% 的吞咽有全食管增压
贲门失弛缓症 Ⅲ 型	IRP 升高（仰卧位或坐位），100% 失收缩且 ≥ 20% 的吞咽见早熟型收缩
食管胃交界处出口梗阻	2 种体位 IRP 均升高，仰卧位 ≥ 20% 吞咽食团内压力升高，有正常蠕动，有吞咽困难和（或）非心源性胸痛，并且至少 1 项辅助检查支持 EGJ 松弛异常诊断

食管体部动力障碍

失蠕动	IRP 正常，100% 蠕动失败
远端食管痉挛	IRP 正常，且 ≥ 20% 的吞咽为早熟型收缩，并有吞咽困难和（或）非心源性胸痛
高收缩食管	IRP 正常，且 ≥ 20% 仰卧位高收缩吞咽，并有吞咽困难和（或）非心源性胸痛
无效食管动力	> 70% 的无效吞咽或 ≥ 50% 的蠕动失败

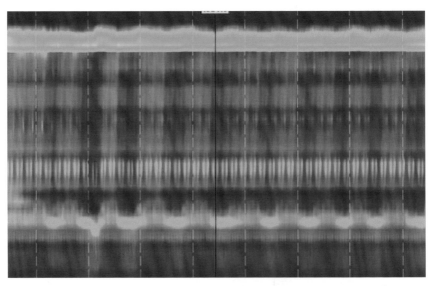

图 3-5-6　LES 静息压降低

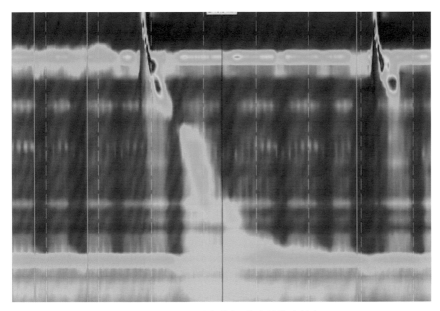

图 3-5-7 吞咽后食管蠕动减弱伴小缺损

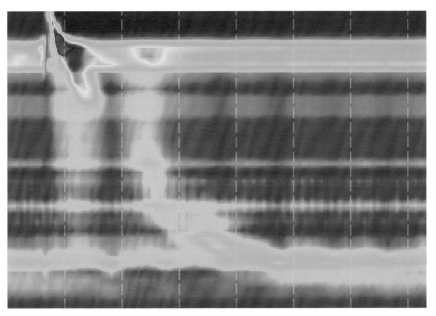

图 3-5-8 吞咽后食管蠕动减弱伴大缺损

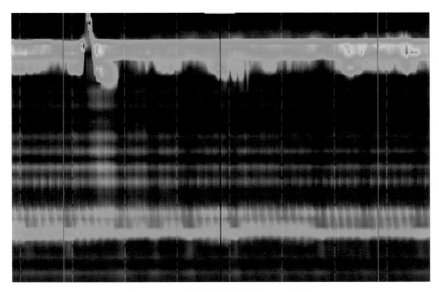

图 3-5-9　吞咽后食管蠕动完全缺失

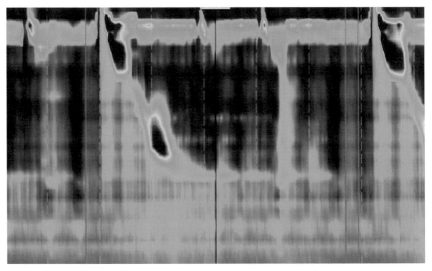

图 3-5-10　食管裂孔疝的高分辨率测压表现

　　综上所述，食管测压是诊断食管动力障碍性疾病及研究食管生理的重要方法，高分辨率测压系统比传统测压更简洁、直观、细致、高效而准确，在 GERD 诊断及鉴别诊断、抗反流屏障功能评估、抗反流术前及术后评估方面具有重要应用价值。

（石晓璐 年媛媛）

第六节 胃食管反流病的反流监测

反流监测是利用食管腔内电极监测一定时段胃或十二指肠内容物是否反流入食管腔，以及反流物的理化性质。目前临床上应用较多的是食管 24 小时多通道腔内阻抗 -pH（24h multichannel intraluminal impedance-pH，24h MII-pH）。食管 24h MII-pH 已经成为 GERD 诊断的金标准，其不仅可以证实病理性反流的存在，而且可以精确的检测胃食管反流物的理化性质（酸性、弱酸性或弱碱性，气体、液体或气液混合）、反流与症状的相关性、反流昼夜规律等，具有重要临床应用价值。

根据患者反流症状和食管 24h MII-pH 监测结果可以将疑似 GERD 患者分为四种类型：第一种类型是具有异常反流，并且症状与反流相关，即症状性 GERD，此型对 PPI 治疗或抗反流手术治疗有效；第二种类型是无病理性反流，症状与生理性反流相关，即内脏高敏感性 GERD，此型对抗反流治疗效果欠佳；第三种类型是具有异常反流，但症状与此反流无关，此型对传统的抗反流治疗也无明确效果；第四种类型是无异常反流，并且症状与反流也无相关性，可能是功能性烧心等功能性疾病。

一、食管 24h MII-pH 监测的原理

食管 24h MII-pH 监测设备包括一根含若干金属电极的绝缘软管及一台便携式体外记录设备（图 3-6-1），阻抗导管上同时安置了若干个金属电极，当一定长度的食团同时接触相邻的两个金属环时，就构成一个闭合回路，产生一定阻抗值。通过阻抗导管上一系列相邻电极环来监测反流物的电阻值，从而确定反流物的性质。金属环通过与体外的记录设备连接，以 50Hz/s 的频率采集数据，可记录、保存 24 小时监测的数据。

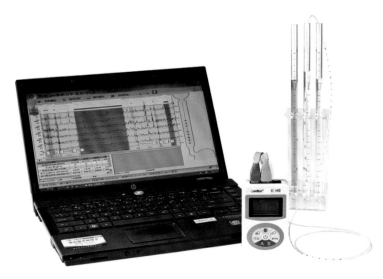

图 3-6-1 食管 24h MII-pH 监测系统及导管

根据电极所测得的阻抗值及不同电极的阻抗值变化顺序可以判断气体、液体的运动方向，通过顺行或逆行的阻抗变化区分吞咽或反流。在食管腔内，气体、食管壁、饮用水、唾液、食物、胃内容物的阻抗值依次降低。食团通过时食管扩张也可引起阻抗值的下降。食管壁与阻抗通道的接触构成静息状态下的阻抗基线。吞咽时首先通过阻抗通道的是食团前方的小团空气，引起阻抗曲线短暂升高，随后通过的食团使阻抗曲线下降，之后的食管蠕动波对阻抗食管壁通道产生的压力使阻抗曲线再次上升，最后食管壁恢复静息状态，阻抗曲线恢复至基线水平。

目前食管 24h MII-pH 监测系统最多可有 15 个通道，常用的是 6 个阻抗通道联合 1 ～ 2 个 pH 通道。已有 MII-pH- 高分辨率测压通道可同时监测食管阻抗、pH 和压力变化。24h MII-pH 监测系统不足之处在于，由于阻抗值的大小取决于电极周围环境构成的电传导性，包括食管壁厚度、食管腔内横径及食管腔内物质的导电性，对食管内液体、气体容量及导管的运动非常敏感，食管突然扩张所致的气体运动、导管位置改变均可导致阻抗的增加。因此，24h MII-pH 监测系统易受食管黏膜的影响，并且无法定量监测反流量。

无线阻抗 -pH 监测系统是将一个监测胶囊固定于食管下段，其可记录食管腔内的酸碱度及阻抗变化情况，并无线传输至体外记录仪，7～10天后胶囊从食管壁脱落，随肠道蠕动排出体外。无线阻抗-pH监测可延长监测时间至48小时或96小时，能提高诊断阳性率，尤其是适于无法耐受经鼻插管的患者，缺点是价格较昂贵，需在胃镜下固定胶囊。

pH电极有很多种形式，最常见的材料有玻璃电极和锑电极，两种电极获得的数据没有可比性。玻璃电极具有内在的标准参考物，使用时不需要体外校正，但其价格昂贵、直径较粗（3.0～4.5mm），玻璃电极只有一个pH传感器。锑电极较细，仅1.5～2.1mm，可同时有多个pH传感器，并可检测弱碱反流。双pH电极能同时评估反流和抑酸药物的有效性，但锑电极抵御胃酸侵蚀的能力较弱、易损坏。

电极在食管腔内的位置是影响检测结果的重要因素，其越靠近食管下括约肌，所检测到的酸反流事件就越多，成年人电极一般放置于食管下括约肌近侧缘上方5cm处，最理想的方法是通过食管测压定位pH电极的放置位置。对于儿童，由于食管测压的侵入性及患者不能正确配合测压检查，欧洲儿科胃肠病学会推荐儿童采用荧光成像来定位电极位置。

食管24h MII-pH检查前患者需空腹，并且内镜检查和MII-pH或pH监测避免于同一天进行，因为内镜检查时的镇静剂、充气、注水等因素会影响pH监测的检测结果。上消化道钡剂检查之后至少间隔3小时再行食管MII-pH或pH监测。监测时段尽可能接近24小时，不得少于18小时，需包括白天和夜间平卧位时段。

二、食管24h MII-pH监测的检查方法

（一）食管24h MII-pH监测的适应证

（1）内镜检查食管黏膜正常，但有典型胃食管反流症状者。

（2）非典型症状（耳鼻喉科疾病、非心源性胸痛、肺部疾病）患者。

（3）抗反流手术前、后评价。

（4）胃内pH监测。

（5）评价抗反流药物疗效。

（6）评价药物治疗无效的GERD患者。

（二）食管 24h MII-pH 监测的禁忌证

食管 24h MII-pH 监测的禁忌证包括严重鼻中隔偏曲、食管器质性梗阻、出血、严重心脏病、原发性高血压、精神性疾病、无法配合检查者。

（三）食管 24h MII-pH 监测方法

在做检查前，患者空腹至少 8 小时以上，停用影响消化道动力及胃液 pH 的药物，其中 PPI 停用≥ 7 天、H_2 受体阻滞剂停用≥ 3 天、促动力剂停用≥ 48 小时、抗酸剂停用≥ 6 小时。患者空腹，取坐位，经鼻孔将已校正的 MII-pH 电极插入，边缓慢插入边嘱患者深呼吸并做吞咽动作，直至电极显示胃内 pH，然后缓慢回拉电极至 LES 上缘上方 5cm 处，LES 位置经食管高分辨率测压确定，在临床工作中也可按照 GEJ 的 pH 梯度变化来确定 LES 位置。于鼻翼处固定 MII-pH 电极，此时 pH 电极位于 LES 上方 5cm 处，相应阻抗电极的中心位置分别位于 LES 上方 3cm、5cm、7cm、9cm、15cm、17cm 处。开始记录，确认记录无误后患者可携带便携式记录仪离院。要求监测时间尽可能接近 24 小时，需包含白天时段和夜间平卧位时段。监测过程中患者需记录进餐时间、体位变化、症状，不得进食甜性或酸性食物、碳酸饮料、冰凉或很热的食物以免影响记录结果。次日来院拔出 pH 电极，上传食管 MII-pH 监测数据，输入进餐时间、体位变化时间、症状，分析患者食管各段的反流情况及反流物理化性质，以及与症状的相关性。

另外强调常规检查是要求患者停用干扰药物，即 OFF-PPI 状态下进行反流监测，如果患者服用标准剂量 PPI 仍然有反流症状时，可进行 ON-PPI 反流监测，以明确 PPI 治疗不应答的原因。研究显示服用 PPI 并不能降低反流事件次数，只是将酸反流转为弱酸反流，此时弱酸反流是主要的反流形式，也是患者产生症状的重要原因。

（四）食管 24h MII-pH 监测常用指标和观察参数

1. 酸反流　反流发作时食管内 pH 出现下降且小于 4。

2. 弱酸反流　反流发作时食管内 pH 出现下降，但 pH 为 4 ～ 7。

3. 弱碱反流　阻抗检测到发生反流但食管内 pH ＞ 7。

4. 液体反流 食管最末端相邻的两个阻抗通道出现逆行性阻抗值下降，下降幅度 $\geq$ 50%。

5. 气体反流 任意两个相邻的阻抗通道中，同时出现阻抗值 > 3000Ω，并且其中的一个阻抗通道检测的阻抗值 > 7000Ω。

6. 混合反流 在液体反流的过程中同时发生气体反流，或气体反流在液体反流前的瞬间发生。

7. 长反流周期 一次胃食管反流发作持续时间 > 5 分钟，即为长反流周期。

8. 酸暴露时间（AET） 指食管远端 pH < 4 的时间百分比，AET < 4% 是生理性反流，AET > 6% 是病理性反流，两者之间是中间过渡值。AET 是诊断 GERD 病理性酸反流的重要指标，也是预测 PPI 应答情况、抗反流疗效的独立指标。

9. DeMeester 评分 是患者的食管 24 小时 pH < 4 时间百分比、直立位 pH < 4 时间百分比、仰卧位 pH < 4 时间百分比、反流周期数、长反流周期数和最长反流时间这 6 项参数的综合性评分。DeMeester 评分 $\geq$ 14.72 表示存在病理性反流。

10. 症状指数（symptom index，SI） 是与反流相关的症状数目及总的症状数目的比例，SI $\geq$ 50% 表示阳性，有病理意义。

11. 症状联合概率（symptom association probability，SAP） 是指症状与反流之间假设因果关系的可能性并非偶然因素造成的概率，SAP $\geq$ 95% 表示阳性，有病理意义。

12. 病理性胃食管反流 患者的各项指标均在正常范围内判定为生理性反流，当 DeMeester 评分、酸反流、弱酸反流、弱碱反流中任何一项指标的检测值大于正常参考值上限、SI $\geq$ 50% 或 SAP $\geq$ 95% 则定义为病理性反流。

13. 反流后吞咽诱发的蠕动波（post reflux swallow induced peristaltic wave，PSPW） 指反流发生后 30 秒内从最近端逐渐延至最远端的所有通道阻抗较基线下降大于 50%，并且至少一半以上的远端阻抗返回至原基线。PSPW 指数由伴有 PSPW 的回流次数除以总反流次数得到。

14. 阻抗基线 指食管壁与阻抗通道的接触构成静息状态下的阻抗值，阻抗基线与反流严重程度、黏膜完整性指标（如上皮细胞间隙、紧密蛋白的表达）密切相关。阻抗基线与食管酸暴露呈负相关，GERD 患者的食管阻抗基线普遍低于健康人群。阻抗基线有助于区别 NERD 和功能性烧心，与功能性烧心相比，NERD 患者的食管阻抗基线较低、阻抗恢复较慢。但食管阻抗基线降低并不是 GERD 所特有的，任何食管壁的病变均可影响阻抗基线值，胃食管反流仅是其众多原因之一。

15. 食管平均夜间基线阻抗（mean nocturnal baseline impedance，MNBI）**值**　目前的反流监测系统不能自动计算食管平均夜间基线阻抗值，人工计算方法如下：挑选阻抗基线值平稳的三个夜间时间段，记录阻抗基线值，然后计算出平均值，即 MNBI 值。将 3cm、5cm、7cm、9cm 处 4 个 MNBI 的平均值定义为远端食管 MNBI 值，15cm 和 17cm 处的 2 个 MNBI 的平均值定义为近端食管 MNBI 值。

三、GERD 患者行 24h MII-pH 监测的模式和结果分析

食管 24h MII-pH 监测可有两种模式：OFF-PPI 和 ON-PPI。GERD 患者在初次诊断、抗反流术前 / 术后评估时建议停用 PPI，准确评估反流情况、酸暴露程度，以及症状与反流事件的相关性。对于接受抗反流药物或手术后仍然不能缓解症状的患者，建议采用 ON-PPI 模式，以便分析无应答症状产生的原因。

根据食管反流监测中的各项参数及反流参数与症状的相关程度，OFF-PPI 反流监测可以将接受反流监测的患者分类，如图 3-6-2 所示。

抗反流药物或手术后仍然不能缓解症状的患者采用反流监测 ON-PPI 模式，监测结果一般有如下几种表现：①病理性酸反流，提示 PPI 抑酸效果不佳，可能的原因是药品效能不足、患者个体的基因多态性影响 PPI 代谢、患者服药方式是否正确、服药依从性不佳；②病理性弱酸反流或弱碱反流，此时说明 PPI 抑酸作用充分，存在非酸反流，需要补充相应药物，无须加强抑酸；③生理性反流，但患者症状与反流具有相关性，说明患者存在反流高敏感；④生理性反流，并且患者症状与反流无相关性，此时需要考虑患者是否存在功能性疾病（功能性烧心、功能性胸痛等）及其他器质性疾病。

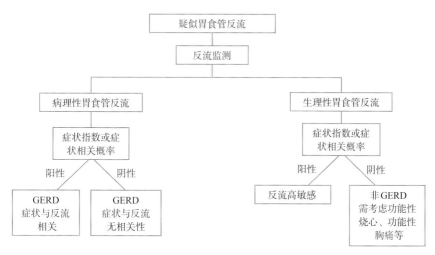

图 3-6-2　GERD 患者 OFF-PPI 反流监测结果分析

综上所述，食管反流监测在定性诊断的同时能够实现反流定量诊断，并分析反流与症状、体位的相关性，是 GERD 反流诊断的金标准，尤其对于难治性 GERD、症状不典型 GERD、以食管外症状为主要表现的 GERD 患者具有重要应用价值。

（许智超　党　彤）

第七节　胃食管反流病的影像学诊断

影像学诊断方法有上消化道造影、超声造影、上腹部 CT，在临床上可直接观察反流事件，也可测量胃食管连接处解剖结构的改变，从而评价抗反流屏障功能。

一、上消化道造影对 GERD 的诊断

上消化道造影是诊断 GERD 的一种传统有效手段，其经济性好、操作性强、对患者无创，其可将动力学与胃食管影像学充分整合，并清楚地显示出有无对比剂的胃食管反流现象。GERD 行上消化道造影的检查方法和步骤如下：患者检查前 12 小时禁食禁饮，建议采取气钡双重

对比造影检查，检查前嘱患者口服 30mg 产气剂，开始进行 X 线检查后，嘱患者保持站立位，继续口服约 80ml 硫酸钡悬浊液，采用多体位（斜位、卧位、立位、头低足高位）、结合腹部加压对患者胃和食管进行动态观测，多相位连续摄片。研究显示，仰卧头低位满口吞钡动作时反流检出率高于俯卧位和站立位。

GERD 上消化道造影诊断标准：造影过程中观察到对比剂反流到食管内，持续≥1分钟，或者5分钟内有≥3次反流现象，或者在见到钡剂反流后连续做2次吞咽动作均未能廓清者，GERD 的诊断即成立。

GERD 患者行上消化道造影时发现其反流形式表现为以下四型。

1. 断续型 指少量钡剂间歇地通过较小的贲门及高压带逆流入食管，初起时每次反流量较少、速度缓慢，以后反流量可逐渐增多、频率增加，此型约占 50%（图 3-7-1）。

2. 倾倒型 指患者躯体向右转动时，胃泡内钡剂即连续快速地通过宽大的贲门口（＞1.0cm）倾入食管内，使食管明显扩张。本型反流量常为中到大量且反流钡剂在食管内停留时间常较长，此型约占 25%。倾倒型与食管裂孔疝关系密切，约一半患者伴食管裂孔疝，而食管裂孔疝患者中伴本型反流的约占 70%（图 3-7-2）。

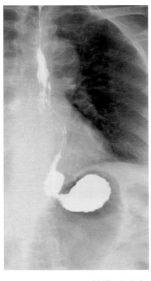 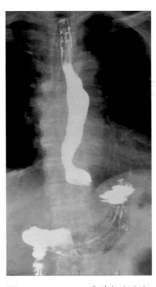

图 3-7-1　GERD 断续型反流　　　图 3-7-2　GERD 倾倒型反流

3. 抽吸型 此型贲门口常呈半开放状态，反流发生不受胃泡内存钡剂量多少及体位影响，即使在钡剂量较少、体位静止不动时胃泡内钡剂也可被食管"抽吸"到食管腔，此型约占 15%（图 3-7-3）。

4. 混合型 是断续型和倾倒型混合存在。反流开始时贲门口较狭窄，反流量断续地进入食管，以后贲门口逐渐开放，钡剂呈倾倒状进入食管。此型约占 10%（图 3-7-4）。

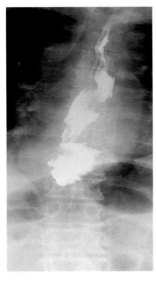 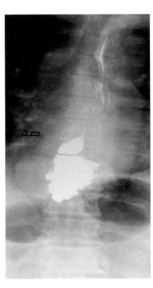

图 3-7-3 GERD 抽吸型反流　　图 3-7-4 GERD 混合型反流

初步推测断续型反流常发生在膈肌上升的呼气相，是腹内压暂时性增加的结果；抽吸型反流可能反映了低 LES 静止压的自由反流，它不随 LES 压力的暂时变化而发生；倾倒型反流则代表 LES 的完全性松弛，混合型反流可以用反流机制的变化来解释。

上消化道造影在直接观察反流事件的同时，还可以观察食管、胃交界处的解剖结构、评估抗反流屏障功能。第一，在双对比造影片上直接测量食管与胃黏膜交界处松弛扩张的食管内径，如果 > 2.5cm 时则为异常。第二，可以测量 His 角、腹段食管长度评价 GERD 患者的抗反流屏障功能。选取胃底右内侧与胃小弯成 90° 相交于食管中心线间的夹角，即为 His 角。腹段食管长度为食管裂孔至贲门口之间的距离。第三，

GERD 患者可能会观察到食管下段或贲门黏膜紊乱、食管憩室、食管裂孔疝、食管狭窄或溃疡等表现。如果食管胃夹角变钝、食管前庭部增宽但贲门位置正常、食管扩张弛缓及蠕动波较浅且不完全，也可帮助评估早期食管反流。

在上消化道造影基础上采用数字摄影动态观察，对食管胃连接处行 2 帧 / 秒连续摄影，能提高 GERD 的检出率。研究显示在数字摄影动态观察下，胃食管反流有 3 种表现：①偶发胃食管反流，持续时间短暂，一般为 1 ～ 2 秒 / 次，多单发，偶尔可反复多次，发生时 LES 的张力较低或轻度松弛，少数见滑动的疝囊和粗大胃底黏膜，呈一过性，程度较轻，为 Ⅰ 度松弛；②单纯性 LES 松弛，胃食管反流发生率显著高于因服用钡剂后腹压增高引起的偶发性反流，这种现象以老年人多见。此类反流可反复多次，反流程度中等，多有滑动性疝囊，随体位改变而变化，为 Ⅱ 度松弛；③重度反流，除有明显的滑动疝囊显示双环外，His 角变钝或见胃底粗大黏膜呈幕状向上突出，瞬时又可恢复正常，贲门此时可失去正常形态，消失或上移，这种反流往往还牵涉膈裂孔异常，反流的程度较重时可达中上段食管，这一类均合并有 RE，表明 LES 完全松弛或无功能，为 Ⅲ 度松弛。

对无症状胃食管反流患者可采用吸水试验，增加 GERD 检出率。吸水试验是将患者取右后斜卧位（约 25°），透视下嘱患者用可弯曲的吸管吸入白开水 150 ～ 200ml，观察有无反流。如果边吸水边发生反流即抓取图像记录。如果吸完后仍未见反流，嘱患者向右转动躯体 360°，透视及点片记录反流情况。凡在吸水试验过程中发现胃内钡剂反流至食管内，钡柱宽度达 1cm 以上，持续时间达 1 分钟以上者，或反流次数达 3 次以上者，或见钡剂反流后做 2 次吞咽动作未能廓清者，即属吸水试验阳性，表明有病理性反流。如果反流的钡柱宽度小于 1cm，迅速自行廓清或吞咽动作后迅速廓清者，则均属生理性反流。吸水试验显著提高了对常规造影未能检出 GERD 的检出率，对检出无症状及早期潜在 GERD 患者效果尤为显著。

上消化道造影还可以观察食管对反流钡剂的廓清方式，分为主动廓清、被动廓清、延迟廓清、交替廓清。主动廓清指反流入食管内的钡剂被食管的蠕动加以廓清，此时食管并不明显扩张。被动廓清指当反流钡剂达到一定量时，食管被动扩张后，才见第二蠕动波自上而下地将钡剂送回胃内。延迟廓清指反流钡剂在食管内停留时间较长，虽食管已被动扩张明显，但仍无收缩波被激发，相反却常出现无推送功能的非蠕动性收缩波。交替廓清指在钡剂反流的间隙中，部分钡剂随着食管的收缩被送回胃内，接着又发生反流，如此反流与回流动作交替出现，使反流液在食管内累计停留时间较长。

二、胃充盈超声造影对 GERD 的诊断

胃充盈超声造影是通过服用超声助显剂扩大胃容量，增强胃部视窗的方式来进行检查，可清晰地显示食管腹段、贲门及胃底等结构，在观察是否存在反流的同时可以评价 GERD 患者抗反流屏障功能，具有简单易行、直观动态、无创伤性、易为患者所接受等优点。其具体方法如下：患者常规禁食 8 ～ 12 小时，并于测量前 5 分钟口服对比剂 500ml，取平卧位，医生选取患者剑突下左肋缘斜切面，嘱患者用力吸气并保持屏气状态，肝左叶膈面面向探头，使腹壁受压。腹段食管长度测量方法同上消化道造影。研究显示胃充盈超声造影与上消化道造影在测量 His 角、腹段食管长度方面差异无统计学意义，腹段食管长度与 His 角呈负相关。His 角诊断 GERD 的灵敏度为 80.00%，特异度为 85.71%。腹段食管长度诊断 GERD 的灵敏度为 72.86%，特异度为 74.29%。

三、CT 对 GERD 的诊断

CT 对 GERD 的诊断也具有一定价值，CT 影像上 His 角的测量方法：在冠状位上，在膈肌水平线上确定食管或胃的纵向轴，测量胃食管壁和胃穹窿右壁形成的角（His 角）。研究显示异常贲门阀瓣患者在腹部 CT 上可观察腹段食管的长度变短，随着贲门阀瓣分级增高，His 角明显增大。应用腹部 CT 进行膈肌裂孔面积测量，随着贲门阀瓣分级增加，膈肌裂孔的面积也在增大。

食管裂孔是膈肌上的一个被拉长且倾斜定向的开口，胸段食管通过此裂孔进入腹腔，食管裂孔的边缘与膈肌相连，食管裂孔有独立于 LES

收缩的括约肌机制。食管裂孔疝是指腹腔内容物通过食管裂孔进入胸腔所致的疾病。根据裂孔疝位置和形态可以分为四型。Ⅰ型是滑动型裂孔疝，胃食管连接部迁移至膈肌上方。胃保持在其正常的形态，胃底低于胃食管连接部。Ⅱ型是食管旁疝（paraesophageal hernia，PEH），胃食管连接处保持在其正常的解剖位置，一部分胃底通过膈肌裂孔食管旁疝入胸腔。Ⅲ型是Ⅰ型和Ⅱ型的混合型疝，胃食管连接处和胃底一起通过食管裂孔疝入胸腔，胃食管连接处和胃底均位于膈肌以上。Ⅳ型食管裂孔疝的特点是除了胃以外，还有腹腔内其他脏器（如大网膜、结肠或小肠）在疝囊内。大约95%的食管裂孔疝为Ⅰ型，Ⅱ～Ⅳ型均可称为食管旁疝。CT可以清楚地显示食管裂孔疝位置和疝内组织/器官。国外有学者建议将食管裂孔表面积（hiatal surface area，HSA）作为裂孔疝新的分类依据，术前评估HSA大小有助于选择合适的裂孔闭合技术。多排螺旋CT结合多平面重组技术在 X、Y、Z 轴的连续二维断层图像上对 Z 轴进行投影变化和负影显示处理，重建出更为清晰直观的裂孔疝立体图像。经过旋转处理从各个方向进行观察，详细了解其解剖结构的空间关系，可以同时显示轴位、冠状位、矢状位，其中以矢状位最清楚。研究显示裂孔疝组受试者的平均HSA为（8.7±6.3）cm^2，健康对照组平均HSA为（2.6±0.9）cm^2。没有GERD症状患者的平均HSA为（3.9±2.7）cm^2，伴GERD症状检查者的平均HSA为（7.3±4.9）cm^2。

综上所述，影像学诊断方法具有无创性、操作简单等优点，对GERD具有一定的诊断价值，在观察反流事件的同时可测量胃食管连接处解剖结构的改变。

（于小明）

第八节 胃食管反流病的中医辨证分析

胃食管反流病是指因胃和十二指肠内容物反流至食管所引起的消化系统疾病。其临床症状表现复杂多样，最典型症状为烧心和反流，并伴随吞咽困难、胸骨疼痛及咳嗽、哮喘等一系列非典型症状。

随着中医药临床应用的不断发展，中医药治疗 GERD 凸显出了强大优势。中医药应用其整体观念和辨证论治的独特思想对 GERD 患者建立个体治疗方案，通过调节脏腑功能，实现消除不适症状及显著的远期疗效，可有效解决烧心、反酸、胸痛、反胃等食管症状，同时也可缓解食管外症状，如咳嗽、咽炎、哮喘等。对因使用 PPI 所引起的恶心、呕吐、便秘等不良反应，中医药也可有效缓解。故临床医生认为，探索中医、中西医结合治疗 GERD 的优劣，增加中医药治疗手段，可有效提高临床疗效，降低不良反应，对患者心理健康及身体功能恢复具有促进作用。

一、中医学对胃食管反流病名的认识

胃食管反流病属于西医病名，在中医学中并没有相关文献对 GERD 有明确记载。因其症状多样，病位覆盖广，古今医家多根据其临床表现及病机病位加以命名。故 GERD 在中医学中多属"反胃""吐酸""嘈杂""噎膈""胸痹"等范畴。

2006 年蒙特利尔共识意见提出 GERD 典型症状包括令人不适的烧心和（或）反酸症状。关于"烧心"，古代医家认为属于嘈杂范畴。《景岳全书·嘈杂》对嘈杂有详细记载：嘈杂一证，或作或止，其为病也，则腹中空空，若无一物，似饥非饥，似辣非辣，似痛非痛，而胸痛懊恼，莫可名状。关于"吐酸"，最早文献记载可见于《素问·至真要大论》：诸呕吐酸，暴注下迫，皆属于热。随后演化为"吞酸"，如东汉张仲景在《伤寒论》中记载：缓者胃气有余，噫而吞酸。隋代巢元方在《诸病源候论·噫醋候》中记载：噫醋者，由上焦有停痰，脾胃有宿冷，故不能消谷，谷不消则胀满而气逆。现代医家李黎将本病归属于"吞酸""痞满""反胃""噎膈""嘈杂""胃脘痛"等范畴。但应海峰认为任何一个症状的病名都无法全面概括本病的疾病本质，故提出"食管瘅"。在《胃食管反流病中医诊疗专家共识意见（2017）》中提到"吐酸""食管瘅"基本反映了本病的病机病位及临床表现，故将"吐酸""食管瘅"作为 GERD 的中医病名。

二、胃食管反流病的中医病因病机

(一) 古代医家对胃食管反流病的病因探讨

1. 感受外邪 古代医家对感受外邪这一病因的记载并不多，但在《景岳全书·吞酸》中记载有云：凡肌表暴受风寒，则多有为吞酸者，此其由息而入，则脏气通于鼻，由经而入，则脏俞系于背，故凡寒气一入，则胃中阳气被抑不舒，所以滞虫随见而刻见酸。《素问·至真要大论》载：热客于胃，呕酸善饥。《证治汇补·吞酸》载：若客寒犯胃，顷刻成酸，本无郁热，因寒所化者，酸之寒也。明确指出或为寒邪，或为热邪，均可客于胃而生。足阳明胃之脉经胃腑部，阳明之脉起于鼻，会于面出于口，内以候胃，外以候肌。邪气侵于肌表，循经入里犯于胃，导致胃失和降，气机失常，疾病乃生。

2. 内伤饮食 脾胃为后天之本，气血生化之源，水谷之海。若外感六淫，饮食不节，则脾胃气机逆乱，运化失常，变生他病。《素问玄机原病式》曰：饮食热则易于酸矣。《四明心法·吞酸》言：饮食太过，胃脘填塞，脾气不运而酸者，是拂郁之极，湿热蒸变，饮食不节，则脾胃湿郁化热，发为本病。《寿世保元·吞酸》载：饮食入胃，被湿热郁遏，食不得化，故作吞酸，机体素有湿热郁脾，又逢饮食失节，导致脾胃运化失常，水谷不化则发为酸。故可见，饮食不节，脾胃运化失常，湿热内郁发为酸是本病的本质。

3. 脾胃虚弱 脾主运化，胃司受盛化物，脾胃健旺则脾胃气机调畅，脾气升则运化常，胃气降而易受纳。又脾胃为后天之本，气血之源，脾胃健则气血生化有源，气血充足则机体康健。若先天禀赋不足或外感六淫所伤，脾胃虚弱，则无以运化水谷而成积滞，或木壅土郁，肝脾不和，均可发为本病。正如《诸病源候论》说：此脏气冷而不理，津液涩少而不能传行饮食，故饮食入则噎塞不通。说明脾胃虚寒，则腐熟运化水谷失常，脾胃不得濡养，食物停聚于中焦，发为嗳气、痞满。

4. 情志所伤 历代医家认为七情是疾病的致病关键。《黄帝内经》有云：百病生于气。肝主疏泄，性喜条达而恶抑郁。若情志不疏，则肝郁气滞，肋木克脾土，导致肝脾不调，肝气犯胃诸症。《医家心法》载：

凡为吞酸，尽属肝木，曲直作酸也。言明吞酸发作可由肝木失于条达所致。《临证备要·吞酸》言：胃中泛酸，嘈杂有烧灼感，多因肝气犯胃，七情失和，木病伐土，胃气不降反逆，则生反酸。《吴鞠通医案》中载：脉弦而紧，弦则木旺，紧则为寒，木旺则土衰，中寒则阳不运，土衰而阳不运，故吞酸嗳气。进一步论述肝脾失和可导致本病的发生，木克脾土，脾胃失司，浊邪内壅而发为本病。

（二）古代医家对胃食管反流病病机认识

1. 脾胃本虚 脾胃本虚或脾胃气机不畅是导致本病的常见因素。古代医家多认为脾胃虚弱常贯穿于本病始末，脾胃升降失常是 GERD 发病的关键因素。《诸病源候论》认为：此由脏气冷而不理，津液涩少而不能传行饮食，故饮食则噎塞不通。说明脾胃虚寒或津液涩少可导致本病的发生。《内科摘要》说：脾胃亏损吞酸嗳腐等症。《医学传心录》：吐酸苦，吐酸水也。俱是脾虚不能运化饮食。郁积已久，湿中生热，湿热相蒸，逐作酸也。认为脾胃虚弱者，运化腐熟功能欠佳，故水谷代谢异常，日久停于中焦，郁而化热，湿热中生，日久为酸。《景岳全书》曰：吐酸者，湿中生热，吞酸者，虚热内郁，皆属脾胃虚寒，中传末证。张景岳认为吞酸吐酸当责之于脾胃虚寒。《医宗必读·反胃噎塞》说：大抵气血亏损，复因悲思忧患，则脾胃受伤，血液渐耗，郁气生痰，痰则塞而不通，气则上而不下，妨碍道路，饮食难进，噎塞所由成也。脾胃虚寒，中阳不足，运化无力，气机郁滞不畅，气逆发为反酸。

2. 肝旺乘脾 《症因脉治》言：恼怒忧郁，伤肝胆之气，木能生火，乘胃克脾，则饮食不能消化，停积于胃，遂成酸水浸淫之患矣。肝主疏泄，喜条达而恶抑郁，若七情所伤，肝失疏泄，木郁土壅，化火生瘀，故邪客脾胃，致脾失健运，胃失受纳，饮食水谷停聚于内，最终导致胃失和降，胃气上逆。《临证备要·吞酸》：胃中泛酸，嘈杂有烧灼感，多因肝气犯胃。又有说泛酸属肝，《医宗己任编》说：凡为吞酸，尽属肝木，曲直作酸也。《医学入门》认为肝热则口酸。总之，与肝木热盛相关。

3. 肺金不降 肺胃在生理上是密不可分的关系《黄帝内经·灵枢·动

输》云：胃为五脏六腑之海，其清气上注于肺，肺气从太阴而行之，其行也，以息往来。指出脾气将水谷精微之气布散于肺，利用肺的呼吸功能不断地进行循环交替。又有《血证论》云：肺之气生于胃。说明脾土生肺金。在病理方面，《素问·咳论篇》曰：久咳不已，则三焦受之，三焦咳状，咳而腹满，不欲食饮，此皆聚于胃，关于肺，使人多涕唾而面浮肿气逆也。说明脾胃不和导致肺金气逆，进而引发咳嗽。可见胃食管反流引发的咳嗽为胃咳，主要有肺金受邪气逆和肺胃不和气机失调。

4. 胆胃不和 《灵枢》是最早记载关于胃食管反流的论述：邪在胆，逆在胃。指出邪虽犯于胆腑，但却对胃有影响。

五脏六腑为一整体，在生理病理上均有千丝万缕的关系，故发病与多个脏腑相关。《丹溪心法》曰：吞酸者，湿热郁积于肝而出，伏于肺胃之间。发于肺胃，与肝相关。

（三）现代医家对胃食管反流病因病机的看法

绝大多数医家认为 GERD 的发病多与外邪、饮食、情志和体质相关。徐荟认为现代人多喜食冷饮，易损伤脾胃之气。或因外感寒邪、饮食不节或劳逸失度而导致脾胃虚弱，升降失司，胃气上逆发为本病。或因肝气犯胃导致胃气上逆也可发为本病。同时肝胆气机疏泄失常，郁而化热也是 GERD 发病的主要病因病机之一。戴高中认为 GERD 的病机十分复杂，但总责之于脾胃，脾胃运化失司，气机升降失常，气逆上犯食管，导致食管功能紊乱，是 GERD 发病的关键。毕红岩等对 GERD 患者进行证候分析，研究发现 GERD 发病病机包括肝胃不和、湿热内积、郁热气虚等。段圆志等认为 GERD 发病的基本病机是气机升降失调，百病皆生于气，气机的升降出入失常导致气郁、气滞、气逆等，进而胃气上逆发为本病。李秀娟在胃气上逆发病的基础上又分为虚实两端，实证或由肝郁气滞横犯脾胃，肝失疏泄，胆汁分泌失常导致胆胃不和；或由饮食不节、偏食肥甘厚腻导致脾虚湿盛，湿郁化热导致胃气上逆。虚证多由素体久病虚弱或脾胃本虚导致脾气无力升清或胃阴亏虚导致胃气升降失常，进而发为本病。故 GERD 发病病位在食管和胃，主要与肝胆脾密切相关。

三、辨证分型

关于 GERD 的证型分类，不同医家根据诊疗经验及体质差异，对 GERD 证型有不同分类和理解。王琳对 210 名胃食管反流患者进行研究后发现，胃食管反流病出现最多的证型是肝胃不和证和肝胃郁热证。毕红岩通过收集 134 例病例进行中医证型研究，分析其主要症状，总结证候特点，发现证型分布主要为肝胃不和证、湿热内阻证、肝郁脾虚证、脾胃虚弱证和肝胃郁热证，同时还提出湿热内阻证与寒热错杂证密切相关，肝胃郁热证多伴随咽喉不适症状。这也为临床提供了新的辨证思路。

（一）《胃食管反流病中医诊疗专家共识意见（2017）》中 GERD 证型分类

在《胃食管反流病中医诊疗专家共识意见（2017）》中将胃食管反流病证候分为肝胃郁热证、胆热犯胃证、气郁痰阻证、瘀血阻络证、中虚气逆证、脾虚湿热证 6 种证型，相比于 2009 年版新增了脾虚湿热证。

1. 肝胃郁热证 主症：①烧心；②反酸。次症：①胸骨后灼痛；②胃脘灼痛；③脘腹胀满；④嗳气或反食；⑤易怒；⑥易饥。舌脉：①舌红，苔黄；②脉弦。

2. 胆热犯胃证 主症：①口苦咽干；②烧心。次症：①胁肋胀痛；②胸背痛；③反酸；④嗳气或反食；⑤心烦失眠；⑥易饥。舌脉：①舌红，苔黄腻；②脉弦滑。

3. 气郁痰阻证 主症：①咽喉不适如有痰梗；②胸膺不适。次症：①嗳气或反流；②吞咽困难；③声音嘶哑；④半夜呛咳。舌脉：①舌苔白腻；②脉弦滑。

4. 瘀血阻络证 主症：胸骨后灼痛或刺痛。次症：①后背痛；②呕血或黑便；③烧心；④反酸；⑤嗳气或反食；⑥胃脘刺痛。舌脉：①舌质紫暗或有瘀斑；②脉涩。

5. 中虚气逆证 主症：①反酸或泛吐清水；②嗳气或反流。次症：①胃脘隐痛；②胃痞胀满；③食欲缺乏；④神疲乏力；⑤大便溏薄。舌脉：①舌淡，苔薄；②脉细弱。

6. 脾虚湿热证 主症：①餐后反酸；②饱胀。次症：①胃脘灼痛；②胸闷不舒；③不欲饮食；④身倦乏力；⑤大便溏滞。舌脉：①舌淡或红，苔薄黄腻；②脉细滑数。以上主症 2 项，加次症 2 项，参考舌脉，即可诊断证候。

（二）《中国胃食管反流病多学科诊疗共识》中 GERD 证型分类

在《中国胃食管反流病多学科诊疗共识》中将 GERD 证型分为 5 种，分别包括肝胃郁热证、胆热犯胃证、中虚气逆证、气郁痰阻证、寒热错杂证。

1. 肝胃郁热证 表现为烧心、反酸，胸骨后和胃脘灼痛，脘腹胀满，嗳气或反食，平素易怒，舌红苔黄，脉弦。

2. 胆热犯胃证 表现为口苦咽干，烧心、反酸，胁肋胀痛或胸背痛，嗳气，心烦失眠，舌红苔黄腻，脉弦滑。

3. 中虚气逆证 表现为反酸或泛吐清水，嗳气，胃脘隐痛胀满，食欲缺乏，神疲乏力，大便溏薄，舌淡苔薄，脉细弱。

4. 气郁痰阻证 表现为咽喉不适如有痰梗，胸骨后不适，嗳气或反流，吞咽困难，声音嘶哑，半夜呛咳，胃脘喜温喜按，不欲饮食，身倦乏力，大便溏稀，舌苔白腻，脉弦滑。

5. 寒热错杂证 表现为反酸、烧心，上腹饱胀，胃脘喜温喜按，不欲饮食，身倦乏力，便溏，舌淡或红，苔薄黄腻，脉细数。

临床应多重视中医证候研究，更加强调中医辨证与辨病相结合的治疗思路。只有辨证准确，方可对症治疗，确保临床疗效。

（王紫玄 布赫巴雅尔）

第九节 胃食管反流病的鉴别诊断

GERD 的临床表现具有多样性，涉及多学科多系统，尤其对于单独以食管外症状为主要表现的患者，易出现误诊、漏诊。由于相关仪器昂贵，多数基层医院没有购置食管测压、反流监测仪器，无法客观评估抗反流屏障功能和胃食管反流情况。一项针对 2020 例 GERD 患者误诊漏诊文献分析显示，24.31% 的患者存在误诊，其中三级医院 GERD 误诊率高达 16.65%。临床医生必须熟悉 GERD 的各种临床表现，仔细询问病史，配合必要的检查手段，充分进行鉴别诊断分析，以免误诊漏诊。

一、GERD 症状的鉴别诊断

（一）GERD 与胸痛的鉴别

GERD 引起的胸痛也称食管源性胸痛。由于食管与心脏的感觉神经纤维在体表和皮肤上的投射定位一致（$T_{1\sim5}$），其胸痛的部位、性质、放射区域等均与心绞痛相似，故食管源性胸痛也称为"心绞痛样"胸痛。两者均可表现为中下段胸骨后疼痛；可放射至肩、背、颈部、颌下、耳及上肢，向左臂放射较多；均可在饱餐后诱发；均可用硝酸甘油缓解；GERD 患者在熟睡及卧位时疼痛发作，极易误诊为"卧位性"或"变异性"心绞痛；老年人既是冠心病易患人群，也是 GERD 的易患人群。

由于上述原因，两者极易混淆，以下几点可资鉴别：

（1）典型心绞痛位于中下段胸骨后及心前区，而食管源性胸痛为中下段胸骨后及剑突下。

（2）前者多为压榨样痛、闷痛，后者多为灼痛。

（3）去除诱因、休息、服硝酸甘油后心绞痛可迅速缓解（3 分钟内）；食管源性胸痛则休息后无效，含服硝酸甘油后缓解时间长（常在 15 分钟以上），而服用碱性药物或站立时疼痛可缓解，弯腰时易诱发。

（4）食管源性胸痛伴反流症状者占 70%，但需仔细询问。

（5）心电图有无与胸痛发作同步出现的 ST 段及 T 波缺血性改变，或动态心电图、运动试验检查，有利于心绞痛的鉴别。

（6）食管 X 线钡剂造影、内镜及食管黏膜活组织检查、食管 24 小时 pH 监测等可证实胃食管反流和炎症存在与否。简单的食管下端滴酸试验若能复制出平时的胸痛症状，也可提示食管源性胸痛。

（7）对于疼痛时间长、硝酸甘油不能缓解的病例，心肌酶谱检测有利于明确是否有心肌梗死。

（8）对不能耐受以上检查，不具备上述检查条件或检查后仍不能确诊者，可采用强力的 PPI 试验治疗 1～2 周，若胸痛消失，则为食管源性胸痛。此外，小于 1% 的贲门失弛缓症及 5% 以下的原发性弥漫性食管痉挛患者也可有食管源性胸痛表现，应注意与 GERD 相鉴别。

（二）GERD 与吞咽困难的鉴别

GERD 早期因反流物刺激食管引起食管痉挛，可出现一过性吞咽困难；后期则因食管壁结缔组织增生致管腔狭窄，造成持续性吞咽困难，需与其他原因的吞咽困难相鉴别。食管癌既是 GERD 的并发症，又是吞咽困难的常见病因，但两者治疗及预后截然不同，应认真对待。

GERD 和食管癌引起吞咽困难的临床鉴别如下：

（1）食管癌常表现为由固体食物 - 软食 - 液体食物渐进性吞咽困难，进展速度较 GERD 所致食管狭窄为快。

（2）食管癌患者常伴明显体重下降。

（3）内镜活组织检查对鉴别食管癌与 BE 有重要价值。

（4）食管 X 线钡剂造影示食管不规则狭窄及管壁僵硬感可供参考。

贲门失弛缓症除因食管痉挛或食管扩张诱发胸痛外，吞咽困难是其常见症状，特点是慢性病程、间歇发作；病情进展可频繁发作；情绪紧张时加重；固体及液体食物通过皆困难；食物在食管下段长期潴留，致食管扩张而造成反食；食管 X 线钡剂造影显示食管体部变宽，缺乏正常食管蠕动，LES 呈"鸟嘴"征；LES 测压显示基础压增高，有别于 GERD。

原发性弥漫性食管痉挛和胡桃夹食管患者同样有"心绞痛样"胸痛和吞咽困难表现，其可因情绪或进食而诱发，食管测压显示 LES 非蠕动性、异常高的波幅（胡桃夹食管）、时限延长的收缩波；X 线钡剂造影呈"螺丝锥样"（或串珠样）食管；内镜下见食管呈螺旋状痉挛。另外，部分少见病如系统性硬化症患者可因食管管壁张力降低而呈扩张状或僵硬化状，晚期患者可出现 RE，表现为胸骨后烧灼感、反酸、吞咽干食困难。强直性肌萎缩累及消化道、食管憩室炎、食管旁型裂孔疝等患者均可有吞咽困难表现。

（三）GERD 与功能性烧心的鉴别

NERD 是 GERD 最常见的类型，在临床上需要与功能性烧心（functional heartburn，FH）相鉴别，两者均以烧心为主要症状，普通白光内镜表现均无黏膜破损，根据 PPI 的治疗效果在一定程度上可以鉴别 NERD 和 FH，但因 PPI 对 NERD 疗效差，灵敏度和特异度均不高。罗马 Ⅳ 标准完善了烧心的分类和诊治：首次引入 FH 这一概念，并将 FH 作为单独的功能性食管疾病从 NERD 中分离出来。食管 24h MII-pH 监测是鉴别 NERD 和 FH 的重要手段，许多研究表明 NERD 和 FH 患者食管酸暴露时间、反流症状指数及反流症状相关概率等各项指标均有显著性差异。

二、GERD 与其他疾病的鉴别诊断

（一）嗜酸性粒细胞性食管炎

嗜酸性粒细胞性食管炎是一种慢性、由饮食等过敏原触发、Th2 细胞介导的食管疾病，临床上以食管功能障碍相关症状为主要临床表现，组织学表现为食管黏膜以嗜酸性粒细胞浸润为主的炎症，如果不治疗则最终会发展为食管纤维性狭窄。嗜酸性粒细胞性食管炎通常开始于童年时期，但可出现在各个时期，并且其临床表现与年龄相关。对于婴幼儿可能表现为发育停滞、喂养困难（呕吐、在进食固体食物时停滞、拒绝进食）和持续的反流症状。对于大龄的儿童持续的烧心、反酸、腹痛及频繁的呕吐可能更为常见。青少年及成人可能会以吞咽困难、食物嵌顿等食管纤维性狭窄症状为主。在各个时期患者症状与胃食管反流可能存在重叠，故需认真鉴别。

嗜酸性粒细胞性食管炎的最新国际共识诊断标准：食管功能障碍相关的症状；伴随的特异性疾病；内镜检查发现食管环、沟槽、渗出物、管腔狭窄、脆性黏膜及黏膜裂隙；食管活检中嗜酸性粒细胞 ≥ 15 个 /HPF；黏膜嗜酸性粒细胞增多局限于食管；评估嗜酸性粒细胞性食管炎以外的可能导致嗜酸性粒细胞浸润的疾病，如嗜酸性粒细胞性胃肠炎累及食管。

（二）贲门失弛缓症

贲门失弛缓症是一种食管动力障碍性疾病，其特点是食管体部平滑肌无效蠕动、LES 松弛障碍。患者常表现为吞咽困难、反流和胸痛，或伴有体重减轻，单纯依靠症状难以与 GERD 相鉴别，鉴别诊断借助于辅助检查。

食管钡剂造影是贲门失弛缓症的实用初筛和诊断方法，贲门失弛缓症患者的食管钡剂造影的典型表现是食管远端及贲门部的无效蠕动和形态学改变，食管体部扩张，下段逐渐变细，形成一个特征性的锥形狭窄，被称为"鸟嘴"征。早期贲门失弛缓症患者的食管钡剂造影阳性率仅约 50%。随着病情发展，患者食管扩张程度增加，造影结果会表现出典型的"鸟嘴"征，阳性率可达 75%～90%。

贲门失弛缓症患者的内镜典型特征包括食管体部扩张或弯曲、食管内食物嵌塞和液体聚集、食管胃结合部插管有阻力。患者 LES 松弛障碍，进镜时虽有阻力，但较容易进入胃内，如内镜进入困难或不能进入，则 LES 区可能有其他机械性梗阻如消化道良性狭窄或肿瘤。研究表明，贲门失弛缓症内镜诊断阳性率只有 50%～60%。

贲门失弛缓症患者在食管压力测定中的典型表现是 LES 综合松弛压增高，食管体部无效蠕动。目前较为常用的食管高分辨率测压被认为是诊断贲门失弛缓症的"金标准"。临床上出现吞咽困难等典型症状的患者可疑诊为贲门失弛缓症，建议完善食管钡剂造影、内镜检查、食管测压以明确诊断。

（三）食管癌

食管癌是一种起源于食管黏膜上皮的恶性肿瘤，其病理特点是鳞癌居多，也有部分腺癌，患者常表现为吞咽困难、进食哽噎感、胸骨后不适、胸痛，或伴有体重减轻。食管癌高风险人群建议行胃镜检查即可明确诊断。食管癌高风险人群定义：年龄 ≥ 45 岁，并且符合以下任意一项：①长期居住于食管癌高发地区；②一级亲属中有食管癌疾病史；③患食管癌前疾病或有癌前病变；④有吸烟、饮酒、热烫饮食等生活和饮食习惯。

（四）高收缩食管

高收缩食管又被称为 Jackhammer 食管，临床表现主要为吞咽困难、胸痛、严重影响患者的生活质量。诊断依据：至少 2 次吞咽 DCI > 8000mmHg·s·cm，高收缩部位可包含 LES 区域，甚至仅限于 LES 区域。

（五）系统性疾病累及食管的疾病

1. 进行性系统性硬化病 消化道受累在进行性系统性硬化病患者中极为常见，可累及消化道任何部位，以食管受累最为明显。消化系统可表现为厌食、吞咽困难、早饱、腹胀、腹泻、便秘、大便失禁等。

进行性系统性硬化病的临床表现：雷诺现象，手指硬肿，关节痛/关节炎。系统性硬化病食管功能改变包括排出时间延长、食管括约肌压力及食管下段压力下降。实验室检查提示类风湿因子（RF）阳性、抗核抗体（ANA）阳性，丙种球蛋白升高，皮肤活检可见胶原纤维膨胀及纤维化。

当进行性系统性硬化病累及食管时，大剂量PPI可有效治疗食管炎，甚至部分逆转食管纤维化，但不能延缓食管动力障碍的进展。

2. 炎症性肌病 是一组以骨骼肌炎症细胞浸润和肌纤维坏死为主要病理特征的异质性疾病。炎症性肌病包括多肌炎、皮肌炎和包涵体肌炎。咽喉和 UES 受累可致鼻腔反流、误吸和吞咽困难，食管平滑肌受累可致食管低幅收缩、LES 压力下降、食管排空延迟和胃食管反流。炎症性肌病的诊断依据包括亚急性或慢性起病的以四肢近端为主的肌无力、颈前屈肌无力、吞咽困难、典型皮肤损害。实验室检查显示血清肌酶明显升高、肌电图示肌源性损害。最终确诊要依靠肌肉活检发现上述典型的病理特征。

总之，GERD 的临床表现复杂多样，与多种疾病易混淆，临床医生需熟悉 GERD 症状及疾病鉴别，结合客观辅助检查，提高诊断的准确性，降低误诊漏诊率。

（王　晶）

参 考 文 献

丁雨，俞汀，张灵，等，2019. 2018 年《胃食管反流病里昂共识》更新点解读. 中华消化杂志，39（2）：141-144.

龚均，董蕾，王进海，2017. 实用胃镜学. 3 版. 西安：世界图书出版西安有限公司.

国家消化系统疾病临床医学研究中心，中华医学会消化内镜学分会，中国医师协会消化医师分会，2017. 中国巴雷特食管及其早期腺癌筛查与诊治共识（2017 年，万宁）. 中华消化内镜杂志，34（9）：609-620.

何宇瑛，2017. 新加坡胃食管反流病的证候规律和辨证治疗临床研究（博士学位论文）. 南京：南京中医药大学.

侯晓华，2014. 消化道高分辨率测压图谱. 北京：科学出版社.

李军祥，陈誩，李岩，等，2018. 胃食管反流病中西医结合诊疗共识意见（2017年）. 中国中西医结合消化杂志，26（3）：221-226，232.

李军祥，谢胜，唐旭东，等，2020. 消化系统常见病胃食管反流病中医诊疗指南（基层医生版）. 中华中医药杂志，6（6）：2995-2998.

李玉芳，乔大伟，肖云，等，2018. 胃食管反流病患者食管动力学特点及其诊治. 实用医学杂志，34（3）：490-492.

陆亚锋，高峰，苏莎莎，2017. Barrett 食管的病理分型分析. 国际消化病杂志，37（3）：190-193.

彭利，王竞宇，郑世成，等，2019. 胃充盈超声造影与内镜检查对胃食管反流病的诊断价值. 西部医学，5（10）：1613-1616.

彭若琳，张振玉，2022. 东西方胃食管反流病共识与指南对比解读. 胃肠病学，27（10）：596-600.

赛红梅，唐艳萍，李蕾，2018. 反流性食管炎相关功能蛋白表达研究进展. 天津医药，46（3）：318-323.

孙旭彤，姜顺顺，续婷婷，等，2020. 蓝激光放大内镜在非糜烂性反流病诊断中的作用. 临床消化病杂志，6（1）：5-8.

汪忠镐，2017. 食管反流与呼吸道疾病：胃食管喉气管综合征. 北京：人民卫生出版社.

王万里，马幸，2020. MiR-210 通过激活 IL-6/STAT3 炎性信号通路促进复发反流性食管炎患者的恶性发展. 胃肠病学和肝病学杂志，29（6）：660-664.

王艳，姜柳琴，汤玉蓉，等，2020. 食管阻抗测定新参数在胃食管反流病中的应用. 中华内科杂志，59（11）：916-919.

向燕芳，钟艳，王红梅，等，2017. 中医药治疗胃食管反流病的研究进展. 湖南中医杂志，33（8）：185-187.

谢春艳，彭利，谢晓丽，等，2023. 内镜下胃食管阀瓣形态与胃食管反流病的相关性. 西南医科大学学报，9（1）：46-50.

许智超，年媛媛，孟宪梅，等，2021. 食管黏膜色泽变白与胃食管反流的相关性. 中国现代医生，59（3）：13-16.

于兰，崔立红，浦江，等，2016. Barrett 食管的临床特点及内镜病理表现. 解放军医学院学报，37（8）：827-829，848.

张祥宏，2011. 胃食管反流病的病理诊断问题. 中华病理学杂志，40（5）：292-295.

中国医疗保健国际交流促进会胃食管反流多学科分会，2020. 中国胃食管反流病多学科诊疗共识. 中华胃食管反流病电子杂志，7（1）：1-28.

中华耳鼻咽喉头颈外科杂志编辑委员会咽喉组，中华医学会耳鼻咽喉头颈外科学分会咽喉学组，2016. 咽喉反流性疾病诊断与治疗专家共识（2015 年）. 中华耳鼻咽喉头颈外科杂志，51（5）：324-326.

中华医学会病理学分会消化疾病学组筹备组，2017. 胃食管反流病、Barrett 食管和食管胃交界腺癌病理诊断共识. 中华病理学杂志，3（2）：79-83.

中华医学会消化病学分会，2020. 2020 年中国胃食管反流病专家共识. 中华消化杂志，40（10）：649-663.

周琳，刘璐，石晓丹，等，2020. 食管下段腺癌及 Barrett 食管患者的发病特征及预后影响因素. 郑州大学学报（医学版），55（2）：223-228.

Dent J，Vakil N，Jones R，et al，2010. Accuracy of the diagnosis of GORD by questionnaire，physicians and a trial of proton pump inhibitor treatment：the Diamond Study. Gut，59（6）：714-721.

Ghaus S，Neumann H，Muhammad H，et al，2016. Diagnosis and surveillance of Barrett's esophagus：addressing the transatlantic divide. Dig Dis Sci，61（8）：2185-2193.

Gyawali CP，Kahrilas PJ，Savarino E，et al，2018. Modern diagnosis of GERD：the Lyon Consensus. Gut，67（7）：1351-1362.

Gyawali CP，Yadlapati R，Fass R，et al，2023. Updates to the modern diagnosis of GERD：Lyon consensus 2.0. Gut，72（2）：361-371.

Iwakiri K，Fujiwara Y，Manabe N，et al，2022. Evidence-based clinical practice guidelines for gastroesophageal reflux disease 2021. J Gastroenterol，57（4）：267-285.

Katz PO，Dunbar KB，Schnoll-Sussman FH，2022. ACG clinical guideline for the diagnosis and management of gastroesophageal reflux disease. Am J Gastroenterol，117（1）：27-56.

Katz PO，Gerson LB，Vela MF，et al，2013. American college of gastroenterology.

Guidelines for the diagnosis and management of gastroesophageal reflux disease. American Journal of Gastroenterology, 108（3）: 308-328.

Lacy BE, Weiser K. Chertoff J, et al, 2010. The diagnosis of gastroesophageal reflux disease. Am J Med, 123（7）: 583-592.

Moayyedi P, Talley NJ, Fennerty MB, et al, 2006. Can the clinical history distinguish between organic and functional dyspepsia? Journal of the American Medical Association, 295: 1566-1576.

Murata T, Asanuma K, Ara N, et al, 2018. Leptin aggravates reflux esophagitis by increasing tissue levels of macrophage migration inhibitory factor in rats. Tohoku J Exp Med, 245（1）: 45-53.

Patel DA, Higginbotham T, Slaughter JC, et al, 2019. Development and validation of a mucosal impedance contour analysis system to distinguish esophageal disorders. Gastroenterology, 156（6）: 1617- 1626.

Pleet JL, Taboada S, Rishi A, et al, 2017. Rings in the esophagus are not always eosinophilic esophagitis: case series of ring forming lymphocytic esophagitis and review of the literature. Endosc Int Open, 5（6）: E484-E488.

Savarino E, Bredenoord AJ, Fox M, et al, 2017. Expert consensus document: advances in the physiological assessment and diagnosis of GERD. Nat Rev Gastroenterol Hepatol, 14（11）: 665-676.

Tsoi EH, Williams RA, Christie M, et al, 2021. Not all low grade dysplasia in Barrett's oesophagus is the same: using specific histological criteria in predicting progression to neoplasia. Pathology, 53（6）: 700-704.

Yadlapati R, Kahrilas PJ, Fox MR, et al, 2021. Esophageal motility disorders on high-resolution manometry: Chicago classification version 4.0$^{©}$ Neurogastroenterol Motil, 33（1）: e14058.

Zayac A, Almhanna K, 2020. Esophageal, gastric cancer and immunotherapy: small steps in the right direction? Transl Gastroenterol Hepatol, 5: 9.

第四章

胃食管反流病的治疗

胃食管反流病（GERD）的治疗目标是缓解临床症状，促进食管黏膜愈合，提高生活质量，预防复发和并发症。GERD 的治疗方法有生活饮食调整、药物、内镜及外科抗反流治疗等，治疗过程包括初始治疗与维持治疗两个阶段。

第一节　胃食管反流病的生活饮食调节

生活方式是疾病发生发展的重要影响因素，如饮食种类和数量、睡眠情况、烟酒使用情况、体重、锻炼方式等均可直接或间接影响 GERD 症状的发生。纠正不良的生活饮食习惯，建立科学合理的生活饮食习惯可预防或减轻胃食管反流的发生频率、减少药物剂量、增强治疗效果。

一、调整饮食

多项研究表明，饮食因素与反流的发生具有密切关系，无论是进食量、进食时间、进食的种类等均已有报道。

（一）进食量

进食量对 GERD 的影响表现在以下 3 个方面：第一，tLESR 是GERD 发生的一个重要病理生理因素，一次性快速摄入大量食物可使胃底扩张，胃内压增高，而胃底容量扩张刺激是激发 tLESR 的重要机制。第二，进食过多过快，胃排空能力相对下降，胃排空时间延长，可能机械性增加胃内容物反流入食管的风险。第三，过多食物可使胃酸分泌的时间和量增加，食管内反流物相对清除能力降低，导致酸暴露时间延长，上述机械和生理因素可促进或加重 GERD 的发生。

过快进食往往没有对食物进行充分研磨，导致进入食管的食物残渣体积过大或表面粗糙，可直接损伤食管黏膜，这是间接促进和加重GERD 发生的重要因素。长期进食过快过多容易导致肥胖及腹压增高，这也是加速疾病进展的重要危险因素。

因此避免一次性进食过多，少量多餐，同时注意进食速度，尽量细嚼慢咽，可有效减少或减轻反流的发生。

（二）进食时间

GERD 患者常有餐后反流症状。研究显示，晚餐时间的早晚与夜间食管内的 pH 相关，即使在健康人群中，晚进餐者夜间食管内 pH 比早进餐者低。

通常认为晚进餐和睡前进食可导致 LES 压力降低、抗反流屏障减弱和食管清除能力下降，进而导致 GERD 发病。

因此建议患者每天至少吃 3 顿饭，在适当的时间吃午餐和晚餐，而不是在晚上一次性摄入大量食物。同时建议患者在餐后不应立即躺下，可适当散步以延长进食与睡眠间隔，保证有充分时间使胃内食物排空，减少反流的反生。

笔者的研究显示与晚餐 - 睡眠间隔时间（dinner-bedtime interval，DBI）＜ 2.5 小时患者相比，DBI ≥ 2.5 小时患者的夜间 pH ＜ 4 反流时间百分比降低及酸反流、弱酸反流、气体反流、液体反流、混合反流均显著减少。按照 DBI 进一步分组分析，DBI ≥ 3 小时的 GERD 患者酸反流少于 DBI ＜ 3 小时的患者，但差异无统计学意义。DBI ≥ 4 小时的 GERD 患者酸反流、pH ＜ 4 反流时间百分比与 DBI ＜ 4 小时的患者相比亦无明显差异。但对于弱酸反流的分析显示，随着 DBI 间隔时间的延长，GERD 患者夜间弱酸反流明显减少，差异有统计学意义。DBI ≥ 2.5 小时即可显著降低 GERD 患者的夜间酸反流指标，但以夜间弱酸反流为主的患者需尽可能延长 DBI。

（三）进食种类

1. 酸性食物　柑橘类和其他酸性食物，如番茄等，被认为会引发反酸、烧心症状。在一些患者中，摄入酸性食物如水果、果汁和碳酸饮料，会在较短时间引发明显反酸症状。酸性食物对食管黏膜具有直接理化刺激性，也会加重胃液和反流液体的酸度。一项评估摄入酸性食物的生理动力学的研究指出，与中性食物相比，同等体积酸性液体摄入过程需要更长时间、每次吞咽的量更小、需要更多的吞咽次数，这些也可能是促进反流的原因。

2. 辛辣食物　辛辣食物本身具有一定的直接刺激性，还可诱发食管无效蠕动、促进胃酸分泌，从而加重 GERD 患者食管黏膜损伤。同时，辣椒素可改变局部血流、增加毛细血管通透性，可能对黏膜炎症、反流症状发生具有一定促进作用。

3. 高脂食物　已有的研究普遍认为高脂饮食是胃食管反流的危险因素之一。研究发现，与无胃食管反流症状的患者相比，GERD 患者每天总脂肪摄入量、饱和脂肪摄入量、来自脂肪的能量百分比和平均脂肪摄入量均显著较高。而胃食管反流症状的发生也与进食油腻食物有关。高脂食物可诱发 GERD 患者的烧心症状。GERD 患者反流症状发生往往与摄入食物脂肪含量有关，胆固醇、饱和脂肪含量越多，可能更容易发生反流事件。

高脂食物促进 GERD 的可能机制如下：进食高脂食物会降低患者 LES 压力，延缓胃排空，脂肪也能直接增加食管对反流物的敏感性。其中脂肪餐延缓胃排空主要是其可引起胆囊收缩素大量释放。胆囊收缩素是由十二指肠、空肠内分泌细胞释放的一种胃肠激素，其通过刺激迷走神经传入纤维、减少胃窦收缩，增加幽门压力和放松胃底，使胃扩张，延缓胃排空，这是众所周知的 tLESR 的触发因素，因此易使患者出现胃食管反流。

4. 纤维素　研究发现，高纤维摄入量与胃食管反流的风险呈负相关，高纤维食物（如豆类、蔬菜、水果和海藻）的高摄入量可减少 20%～60% GERD 症状的发生。一项针对大量人群的研究表明，与食用低纤维面包人群相比，食用含大量膳食纤维面包人群可将反流风险降低一半。膳食纤维的摄入增加了 LES 静息压，可减少酸反流和总反流次数。也有学者认为，膳食纤维减少反流的机制是其可清除胃内亚硝酸盐，进一步可能导致一氧化氮生成减少，而一氧化氮具有松弛 LES 的作用。此外，研究发现，纤维素还能与胆汁酸结合并使其失活，可能对 GERD 有保护作用。

5. 咖啡和茶 部分研究认为 GERD 患者疾病活动增加与咖啡等饮料有关，有关咖啡或咖啡因对 GERD 的影响一直存在争议。咖啡的摄入直接降低 LES 压力并增加反流事件。咖啡和茶中含有的咖啡因也可能通过促进胃泌素分泌而增加胃酸分泌，促进 GERD 发生。另一些研究发现咖啡摄入与胃食管反流症状之间没有显著关联。甚至有研究显示咖啡可减少 GERD 的发生。咖啡和茶中相同含量的咖啡因导致食管酸暴露不同，咖啡导致的食管酸暴露显著高于茶。在水中加入咖啡因（与普通咖啡中的咖啡因含量相同）并没有增加食管酸暴露，这表明咖啡中的其他成分可能与 GERD 发生有关。产生上述结论不统一的原因可能与中西方文化差异、定量指标如饮用时间、每次饮用量、偏好的浓度、咖啡或茶种类、加工方法等不统一有关。因此，需要设计更精准的前瞻性研究来调查咖啡和茶摄入对 GERD 的影响。

6. 酒类 饮酒被认为是引起 GERD 发生的重要危险因素之一，多数研究证实饮酒者胃食管反流的发生率增加，摄入酒精量与 GerdQ 评分呈正相关。

酒精除了能直接损伤食管黏膜、影响食管体部运动、降低食管清除功能之外，还可刺激胃泌素分泌而使胃酸分泌增加、降低 LES 静息压、增加 tLESR，与饮酒相伴随的进食量增加会延缓胃排空，对胃食管反流的发生具有综合效应。

长期酗酒可致神经系统功能紊乱，使得食管运动功能损伤形成叠加效应。Keshavarzian 等提出了 LES 功能障碍的可能机制之一，他们指出酒精只抑制平滑肌 Ca^{2+} 内流，而横纹肌 Ca^{2+} 内流是正常的。酗酒者存在下段食管功能障碍和 LES 功能障碍，而上段食管并未受影响。与无饮酒史患者相比，酗酒的患者更易出现 LES 压力降低，在戒酒一段时间后，食管这些异常表现会有所改善。

7. 饮料 非酒精饮料通常指碳酸饮料，已被证明可引起食管内 pH 暂时降低、LES 静息压一过性降低、胃酸分泌增加，进而引起腹胀、反酸症状。此外，碳酸饮料可产生大量气体，使胃腔处于相对扩张状态，降低 LES 静息压，促进 tLESR 发生。

8. 药物 避免服用会影响食管动力、LES 压力、胃 / 十二指肠动力、促进胃酸分泌的药物，如糖皮质激素、非甾体抗炎药、黏膜刺激药物、钙通道阻滞剂。

二、调整生活方式

1. 睡眠 是昼夜节律周期的一个重要组成部分，GERD 与睡眠之间存在双向关系，GERD 患者常伴发睡眠障碍，由于夜间食管蠕动减少、唾液分泌减少、LES 压力下降、睡眠时意识行为减少等因素，GERD 患者更容易出现咳嗽、窒息、喘息、咽部疼痛和呼吸障碍等症状，引起患者在睡眠期间频繁觉醒，降低夜间睡眠质量。反之，睡眠不佳也会对 GERD 产生不利影响，研究表明睡眠时间不足、睡眠质量不佳可引起内脏敏感性增加。睡眠剥夺与脑 - 肠轴功能紊乱相关，睡眠质量欠佳可使自主神经功能紊乱、脑 - 肠轴调节异常，造成 LES 压力及胃排空异常，使反流症状加重。

与直立状态相比，平卧位时由于缺乏重力作用，更容易发生反流，并且反流物可进一步上行停留于食管中段，加重食管酸暴露、延长酸清除时间。抬高床头是缓解夜间反流的有效方法。研究表明与平卧位的患者相比，抬高床头 10 ～ 20cm 可使酸清除更快，反流及相应症状发作次数更少、时间更短。

睡眠姿势对 GERD 患者改善睡眠也十分重要。对 15 名已知有症状的 GERD 患者通过 24 小时 pH 监测发现，右侧卧位者夜间反流发作次数和总酸暴露时间明显高于左侧卧位者。右侧卧位睡眠与反流增加相关，可能是因为这种睡姿时胃底更接近胃食管交界处，从而导致反流倾向、低酸清除率，而左侧卧位可使胃食管交界处高于胃底位置。

综上所述，建议 GERD 患者选择左侧卧位并抬高床头，可有效改善夜间反流症状的发生。

2. 吸烟 现已证实吸烟与反流症状加重有关，停止吸烟可有效减少反流症状的发生。吸烟可损害 LES，减弱食管酸清除能力，增加食管内酸反流事件频率，从而促进 GERD 发生。一项对 6 名健康男性志愿者

的研究发现，37% 的志愿者在 2 ～ 3 分钟的吸烟过程中可以检测到 LES
压力明显下降，而吸一支没有点燃的香烟则没有引起 LES 压力的任何
变化。吸烟过程中 LES 压力会持续降低，停止吸烟后 LES 可逐渐恢复
正常。另一项通过评估 25 名吸烟者的研究发现，吸烟者几乎每天都会
出现烧心等不适症状，吸烟 1 ～ 4 分钟内可导致 LES 压力下降 41%。

烟草诱发 LES 压力降低的可能机制是尼古丁阻断胆碱能受体及引
起环形肌松弛，导致食管运动障碍、影响排空，而吸烟延长酸清除时间，
可能是由唾液分泌率和碳酸氢盐浓度降低所致。

3. 肥胖和体育锻炼 研究发现，全球范围内 GERD 发病率的增加
与肥胖发病率的增加是相关的，肥胖可增加腹内压，增加食管裂孔疝的
发生。BMI 越高，胃食管反流程度越重，BMI 是 GERD 发生的独立危
险因素。减轻体重可以减少反流的发生，超重或肥胖的 GERD 人群要
控制体重，制订健康的减肥计划，通过饮食和运动干预将体重控制在合
理的范围内。

研究证实，GERD 患者进行适当的体育锻炼可以增强其胃和十二指
肠的生理功能、提高食管括约肌的张力，从而减轻胃食管反流。尤其是
餐后放松性的体育活动，有助于减少餐后反流发生。适合 GERD 患者
进行的体育运动主要包括快走、慢跑、游泳、打羽毛球和做广播体操等，
避免进行增加腹压的运动项目。

综上所述，不良饮食生活习惯是 GERD 的诱发因素，通过生活方
式干预和行为干预对 GERD 患者进行系统、科学、个性化的指导，纠
正患者不良饮食生活方式。建立科学、合理的生活模式，不但在治疗过
程中起到积极的作用，在预防症状复发方面有更显著的效果。

（王　璐）

第二节　胃食管反流病的药物治疗

GERD 的治疗目标是缓解临床症状，促进食管黏膜愈合，提高生活
质量，预防复发和并发症。《2020 年中国胃食管反流病专家共识》指出，
GERD 治疗包括初始治疗与维持治疗两个阶段。初始治疗的目的是尽快

缓解症状，治愈食管炎，维持治疗方法包括按需治疗和长期治疗。临床上常用于治疗 GERD 的药物包括抑酸药物、促动力药剂、抗酸药和黏膜保护剂、神经调节剂、中药等。

一、抑制胃酸分泌的药物

GERD 是酸相关性疾病，并非 GERD 患者的胃酸分泌量较正常人群多，应该理解为 GERD 患者的胃酸移位、出现在了不恰当的位置（食管），从而引起不适症状和黏膜损伤。GERD 患者食管黏膜损伤的程度取决于食管酸暴露的持续时间和反流物的 pH。

使用抑制胃酸分泌药物治疗 GERD 并不能降低反流事件的发生，只是让反流到食管的胃液酸度降低、对黏膜损伤程度降低或不损伤黏膜。使用更有效和更持续的抑酸药物治疗与更高的黏膜愈合率和更快的症状缓解有关。目前抑制胃酸分泌的药物有质子泵抑制剂（PPI）（图 4-2-1）、H_2 受体阻滞剂（histamine-2 receptor antagonists，H_2RA）、钾离子竞争性酸阻滞剂（potassium-channel acid blocker，P-CAB）。

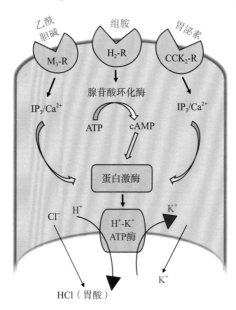

图 4-2-1 质子泵分泌胃酸机制的简易模拟图

抑酸剂初始治疗有效的 NERD 和轻度反流性食管炎（洛杉矶分级为 A 级和 B 级）患者可按需治疗，PPI 或 P-CAB 为首选药物。PPI 或 P-CAB 停药后症状复发、重度反流性食管炎（洛杉矶分级为 C 和 D 级）患者通常需要长期维持治疗。治疗期间应注意长期抑酸治疗可能发生的不良反应，以及药物之间相互作用。

（一）质子泵抑制剂

质子泵也是 H^+-K^+-ATP 酶，位于壁细胞微管泡滑面小管膜和分泌小管微绒毛上，包括 α、β 两个亚单位，分为活化的质子泵和静止的质子泵，负责 H^+ 和 K^+ 的转运，转运到胃腔的 H^+ 与 Cl^- 结合形成盐酸（胃酸成分）。

PPI 是苯并咪唑的衍生物，是弱碱性化合物，主要在小肠吸收，在强酸性环境下激活转换为次磺酰胺类化合物，与质子泵 H^+-K^+-ATP 酶的 α 亚基上的巯基作用，形成二硫键的共价结合，使得酶失活，达到抑制胃酸分泌作用。此过程属于不可逆性结合，只作用于活化的质子泵，不影响静止的质子泵。由于 PPI 作用于泌酸过程的最后环节，具有抑酸起效快、作用强、时间长，能抑制基础胃酸的分泌及组胺、乙酰胆碱、胃泌素和食物刺激引起的酸分泌。

PPI 在体内代谢迅速，血浆半衰期在 2 小时以内，蛋白结合率均在 90% 以上。PPI 主要通过细胞色素 P450 系统中的 CYP2C19 和 CYP3A4 在肝脏代谢，通过肾脏清除。老年人、肾功能不全和轻中度肝功能不全者无须调整剂量，重度肝功能不全需减少剂量。PPI 与 H^+-K^+-ATP 酶结合具有不可逆性，直到新的质子泵合成，壁细胞才能恢复泌酸功能。不同 PPI 的酸恢复时间与其结合不同质子泵 α 亚单位的跨膜区有关。

在食管炎愈合率、愈合速度和反流症状缓解率方面，PPI 均优于 H_2 受体阻滞剂，是治疗 GERD 的首选药物。常用的 PPI 包括奥美拉唑、兰索拉唑、泮托拉唑、雷贝拉唑、埃索美拉唑、艾普拉唑等。

1. 奥美拉唑 是最早被研发应用于临床，于 1988 年由瑞典 Astra Hassie 研发，单片剂量为 20mg，是一种脂溶性弱碱性药物，易浓集于酸性环境中并转化为活性形式。奥美拉唑肠溶剂型口服经小肠吸收，0.5 ～ 3.5 小时血药浓度达峰值，可分布到肝、肾、十二指肠、甲状腺等组织，易透过胎盘。体内经肝脏微粒体细胞色素 P450 氧化酶系统代谢，代谢物中约 80% 经尿排泄，余由胆汁分泌后经粪便排泄。奥美拉唑在特殊人群的使用相对安全。虽然动物实验表明，本品无胎儿毒性或致畸作用，但一般不用于孕妇，对哺乳期妇女也应慎用，妊娠用药 C 级。婴幼儿使用前需参照药品说明书，其中奥美拉唑的剂量是 0.8mg/（kg·d），但使用经验有限。奥美拉唑的生物利用度在老年患者中无明显改变，但清除率明显下降。

2. 兰索拉唑　于 1991 年由日本 Takeda 公司研发，单片剂量为 30mg。兰索拉唑口服后吸收迅速，平均达峰浓度时间约在服药后 1.7 小时，多剂服药后在体内不积蓄、不改变药代动力学，由肝广泛代谢，代谢物几乎无抗分泌活性。兰索拉唑被认为在壁细胞小管内转成活性成分，而不存在于全身性血液循环。在一项研究中，单剂口服 ^{14}C- 兰索拉唑，约口服的 1/3 放射物在尿中被发现，2/3 放射物在粪便中被发现。这意味着兰索拉唑代谢物有 2 个明显不同的代谢途径。兰索拉唑有口崩片剂型，口崩片剂型不能用于吞咽或咀嚼，而是置舌上有水或无水让其崩解成颗粒后吞下，片剂完全崩解不超过 1 分钟。兰索拉唑慎用于肝功能不全、妊娠、哺乳期妇女及老年患者，其及下文中的各种 PPI 妊娠用药均是 B 级。尚未确立对小儿用药的安全性（经验尚不足）。

3. 泮托拉唑　于 1994 年由德国 Byk Gulden 公司研发，单片剂量为 20mg 或 40mg，泮托拉唑首次口服时血浆蛋白结合率即可以达到 70% ~ 80%，口服 40mg 时的达峰浓度时间为 2 ~ 4 小时，约 80% 的口服或静脉注射本品的代谢物经尿排泄，肾功能不全不影响药代动力学，肝功能不全时可延缓清除。哺乳期妇女及妊娠 3 个月内妇女禁用，儿童用药的疗效及安全性资料尚未建立，建议避免使用。老年患者的用药剂量无须调整。

4. 雷贝拉唑　于 1997 年日本 Eisai 公司研发，单片剂量为 10mg。雷贝拉唑口服后肠道吸收。20mg 剂量组于用药后 3.5 小时达到血药浓度峰值，血浆蛋白结合率约为 97%，该药 90% 随尿排出，其他代谢物随粪便排出。雷贝拉唑在需要血液透析的晚期稳定的肾衰竭患者体内的分布与本药在健康受试者体内的分布相似。此药用于老年患者时，药物清除率有所降低。当老年患者应用雷贝拉唑 20mg，每天 1 次，连续 7 天，出现血药浓度的曲线下面积加倍，浓度峰值相对于年轻健康受试者升高60%。雷贝拉唑对孕妇和哺乳期妇女同样禁用，对儿童的安全性尚未确定（没有使用经验）。本药主要通过肝代谢，一般高龄者肝功能低下，会产生不良反应，如发生严重不良反应时，要暂停用药。

5. 埃索美拉唑（艾司奥美拉唑）　于 1999 年由美国 Astra Zenca 公司研发，单片剂量为 20mg、40mg。埃索美拉唑是奥美拉唑的 S- 异构体，埃索美拉唑为一弱碱，在壁细胞泌酸微管的高酸环境中浓集并转化为活性形式，从而抑制该部位的 H^+-K^+-ATP 酶，对基础胃酸分泌和刺激的胃酸分泌均产生抑制。口服后 1～2 小时血浆浓度达到高峰，每天 1 次重复给药后的生物利用度为 89%，重复给予 20mg，每天 1 次，连续 5 次，在第 5 天服药后 6～7 小时测量，五肽胃泌素刺激引起的平均高峰泌酸量降低 90%。埃索美拉唑对酸不稳定，口服采用肠溶衣颗粒，为由微粒组成的片剂（multiple unit pellet system，MUPS），每片约由 1000 个耐酸的颗粒及赋形剂组成，口服后在胃内崩解，不被胃酸破坏，在小肠吸收，完全经细胞色素 P450 系统代谢。动物实验未显示埃索美拉唑对胚胎或胎儿发育有直接或间接的损害作用，未显示对妊娠、分娩或出生后发育有直接或间接的有害影响，但妊娠期妇女使用埃索美拉唑应慎重。尚不清楚埃索美拉唑是否会经乳汁排泄，也未在哺乳期妇女中进行过埃索美拉唑的研究，因此在哺乳期间不应使用埃索美拉唑。

6. 艾普拉唑　于 2008 年由中国丽珠医药集团首次生产，单片剂量为 5mg。受试者单次口服（晨起空腹）本药 5mg、10mg、20mg，连续口服 4 天以上后，血浆中艾普拉唑的浓度可达稳态，与空腹比较，进食可延迟血药浓度的达峰时间，但对其他药代动力学参数影响不大。受试者连续 7 天口服本药，剂量为 10mg/d，药代动力学试验显示连续用药与单次用药相比，艾普拉唑的药代动力学参数无明显改变，在体内无蓄积。

肝 CYP3A4 酶参与艾普拉唑的代谢，但目前尚不能确定 CYP3A4 酶为本药的主要代谢酶。现有的临床试验数据提示，人体中 CYP2C19 酶的基因多态性不影响本药的疗效，其对经 CYP2C19 酶代谢的药物（如地西泮、西酞普兰、丙米嗪、苯妥英钠、氯米帕明等）的代谢影响不大。

根据药物在体内代谢途径，可以将 PPI 分为第一代 PPI 和第二代 PPI，第一代 PPI 包括奥美拉唑、兰索拉唑、泮托拉唑，其优点是研发较早、临床价格合理，缺点是依赖 P450 酶代谢、存在个体之间的差异性，并且效果没有第二代 PPI 持久，存在夜间酸突破（nocturnal acid breakthrough，NAB）现象。第二代 PPI 包括雷贝拉唑、埃索美拉唑、艾普拉唑，其优点是抑酸效果起效快、持久，不完全依赖 P450 酶代谢，因此个体差异小，与其他药物相互作用小。2009 年，美国一项研究显示奥美拉唑、埃索美拉唑、兰索拉唑、泮托拉唑、雷贝拉唑的抑酸效果和不良反应无显著区别，个体化选择 PPI 主要考虑因素是药品的价格和患者的反应。

对于标准剂量 PPI 未完全缓解的患者，两项随机对照研究发现换用另一种 PPI 或将原有 PPI 剂量加倍均可改善症状。在使用双倍剂量 PPI 时，应在早餐前和晚餐前分两次服用，研究显示这种给药方式比早餐前 1 次服用双倍剂量 PPI 可以更好地控制胃内 pH。因此，单剂量 PPI 治疗无效可改用双倍剂量，一种 PPI 无效可尝试换用另一种 PPI。为了达到更理想的症状控制和食管愈合状态，PPI 治疗的疗程应不低于 8 周。无论使用哪一种 PPI，治疗 8 周的食管愈合率均高于治疗 4 周。对于出现食管裂孔疝等并发症的患者，常规剂量 PPI 效果欠佳时，剂量建议加倍，疗程也可以延长到 12 周。

PPI 短期应用的潜在不良反应包括白细胞计数减少、头痛、腹泻、消化不良、食欲减退等。长期应用的不良反应包括维生素缺乏、矿物质缺乏、继发性感染、骨质疏松、髋部骨折、肠道菌群移位等。不良反应明显者可尝试更换另一种 PPI。PPI 治疗是难辨梭状芽孢杆菌感染的危险因素，胃酸有杀灭或抑制细菌的作用，长期应用 PPI 通过提高胃内 pH，可能促进肠道菌群生长，从而增加难辨梭状芽孢杆菌感染的概率，所以在易感患者中长期应用 PPI 需谨慎。研究提示 PPI 与氯吡格雷联用可能增加心血管事件，可能增加社区获得性肺炎、胃癌和慢性肾病风险，早期 PPI 与抗血小板药物联合使用对心血管事件发生率的影响有争议，西方国家早期研究认为两药合用会增加心血管事件的发生率，近期前瞻性对比研究认为两药合用对心血管事件发生率的影响无显著性差异，但我国尚无高质量的大型随机对照研究，需进一步探讨。

（二）H₂ 受体阻滞剂

H₂ 受体阻滞剂（H₂RA）也称 H₂ 受体拮抗剂，按化学结构分为咪唑类、呋喃类、哌啶甲苯醚类。H₂RA 选择性、竞争性地阻断壁细胞上的 H₂ 受体，影响壁细胞内第二信使 cAMP，导致胃酸分泌减少。H₂RA 不仅对组胺刺激引起的胃酸分泌有抑制作用，还能部分抑制胃泌素和乙酰胆碱刺激产生的胃酸分泌。

H₂RA 血浆半衰期短，抑酸强度不如 PPI。H₂RA 可减少患者 50%～70% 的 24 小时基础胃酸分泌，并抑制夜间和各种刺激诱发的胃酸分泌，尤其能有效抑制夜间基础胃酸分泌，改善患者夜间酸突破症状，但对餐后最大胃酸分泌的抑制作用不如 PPI。

H₂RA 治疗 GERD 的疗效显著性不如 PPI，目前仅推荐用于 NERD 患者症状缓解后的维持治疗及 PPI 治疗期间存在夜间酸反流患者。超过 75% 双倍剂量 PPI 治疗患者存在夜间酸突破，夜间酸突破指的是双倍剂量 PPI 治疗期间，患者夜间（22：00～6：00）胃内 pH < 4.0 的连续时间 > 60 分钟。此时，可临睡前加用一次 H₂RA 以减少夜间酸突破出现，改善反流相关症状。有研究显示，长期使用 H₂RA 极易产生耐药，故建议间歇性使用或按需睡前加用 H₂RA。

H₂RA 包括西咪替丁（咪唑类）、雷尼替丁（呋喃类）、法莫替丁（噻唑类）、罗沙替丁（哌啶甲苯醚类）、拉呋替丁（哌啶甲苯醚类），其中西咪替丁、雷尼替丁由于存在显著不良反应，目前在临床应用较少。H₂RA 采用常规剂量，分次服用安全性好，严重不良反应发生率很低。但患者年龄大伴肾功能损害和其他疾病时，易产生不良反应，如腹泻、头痛、嗜睡、疲劳、肌痛、便秘等，因此在临床使用方面 H₂RA 需慎用于老年 GERD 患者。

（三）钾离子竞争性酸阻滞剂

钾离子竞争性酸阻滞剂（P-CAB）是一种新型的抑酸药物，通过竞争性阻断 H^+-K^+-ATP 酶中钾离子的活性而抑制胃酸分泌，实现高强度并持久抑制胃酸分泌的效果，可促进食管炎黏膜愈合及缓解反流症状，是 GERD 首选药物之一，疗程 4～8 周。研究显示，P-CAB 起效快，抑酸作用的强度及持久性较 PPI 更优，可以在更短时间内实现食管黏膜的快速愈合，适用于重度 GERD 患者。

目前上市的该类药物有瑞伐拉赞、特戈拉赞、伏诺拉生及替戈拉生。瑞伐拉赞由韩国研发上市并被批准用于治疗胃炎和消化性溃疡，具有 P-CAB 类药物快速起效的特点。临床研究数据显示，瑞伐拉赞对于胃黏膜保护的作用显著，并且安全性与 PPI 药物相当，但其抑酸效果相比 PPI 无明显优势。特戈拉赞服用后可在 0.5～1.5 小时迅速达到吸收高峰，平均半衰期为 3.65～5.39 小时，特戈拉赞的疗效与埃索美拉唑类似，安全性和耐受性更优，目前尚未在我国上市。

伏诺拉生由日本武田公司研发上市，属于弱碱性吡啶类化合物，曾称为沃诺拉赞。口服吸收迅速，并且不受食物影响，在酸性条件下较为稳定。进入体内在胃壁细胞内可立即质子化，不需要转化或激活，快速集中在壁细胞的酸性分泌小管，通过氢键和静电相互作用与钾离子结合位点非共价结合，进而阻断 H^+ 和 K^+ 交换，达到迅速抑制胃酸的效果。伏诺拉生在体内血药浓度达峰时间 < 2 小时，一次给药 20mg 可在 4 小时内将胃 pH 提高至 7。研究表明伏诺拉生可靶向性地累积在胃体黏膜尤其是壁细胞中，半衰期甚至可长达 9 小时，并且可同时抑制壁细胞内激活和静息状态的质子泵，因此首剂可达到最大的抑酸效果并持久抑酸。

伏诺拉生主要通过 CYP3A4 酶以非活性形式代谢，部分通过CYP2B6、CYP2C19、CYP2D6 等进行代谢，代谢产物均无活性。因此，伏诺拉生的抑酸作用较少受到 CYP2C19 基因多态性的影响。伏诺拉生代谢后 67.4% 的药物通过尿液排泄，31.1% 的药物通过粪便排泄。但老年人及肝肾功能不全患者应谨慎服药。

替戈拉生是我国自主研发申报的药物，其药物作用机制与伏诺拉生相似。在中国受试者中口服起效速度快，30 分钟迅速起效，缓解烧心、反流等症状，服用更方便，不受进食时间和代谢基因型影响。

P-CAB 药物作为上市不久的新型抑酸药，其不良事件的种类和发生率与 PPI 抑酸药相当。常见的不良反应为消化道症状（腹泻和便秘），一般为轻度、中度，并且多在停药后消失。迄今尚未报道过与 P-CAB 药物相关的危及生命的严重不良事件。与早期研究的咪唑 - 吡啶化合物衍生的 P-CAB 不同，目前上市的该类药物是吡啶衍生物，具有较低的肝毒性。不过由于该类药物上市时间较短，一些潜在的长期不良反应还有待做进一步安全性评价。

二、胃肠促动力剂

GERD 的发病机制中包括 LES 压力下降、食管清除功能减慢、胃排空延迟、胃十二指肠运动节律紊乱等动力障碍因素。《2020 年中国胃食管反流病专家共识》指出，促动力剂联合抑酸药物在缓解 GERD 患者的症状方面较单用抑酸药物更为有效，但两组内镜下黏膜愈合率无明显差异，所以不推荐促动力剂单独使用。目前临床推荐在单独使用抑酸药物治疗 GERD 患者效果不佳时，可考虑联用胃肠促动力剂，特别是对于伴有胃排空延迟的患者。

笔者多年的研究和经验总结认为，胃肠促动力剂对 GERD 治疗是比较重要的，抑制胃酸的药物仅能将胃酸程度降低，使胃酸对食管黏膜损伤程度减轻，并不能减少反流次数。反流物中除了胃酸可能还包含十二指肠腔内容物，非酸性反流物也会引起反流症状和黏膜损伤。因此，针对 GERD 的根本治疗，一方面是改善患者上消化道运动协调性、节律性，使得胃的"收纳、通降"功能恢复，这样才能减少反流事件的发生；另一方面，增加 LES 压力，促进食管运动功能，增强食管清除能力和反流屏障。

胃肠促动力剂主要作用于胃肠道肌间神经丛，可增加 LES 压力、刺激食管蠕动及增强食管收缩幅度、促进胃排空，从而减少反流发生、改善消化不良。对 GERD 具有辅助治疗作用的促动力剂包括外周多巴胺 D2 受体拮抗剂、5-HT4 受体激动剂、兼具 5-HT4 受体激动 /5-HT3 受体拮抗剂等。

1. 多潘立酮　是外周多巴胺 D2 受体拮抗剂的代表药物，选择性作用于胃肠道平滑肌多巴胺 D2 受体，增加纵行平滑肌的收缩频率和振幅，增强胃的紧张性收缩和蠕动，加快固体和液体的排空，尤以固体为明显。多潘立酮还能协调胃窦、十二指肠运动，这种协调运动对于维持正常的胃排空和防止胃十二指肠反流有重要作用。多潘立酮对位于血脑屏障之内的呕吐中枢没有影响，但位于第四脑室底部的化学感受器触发区是在血脑屏障之外的，此处存在丰富的多巴胺受体，多潘立酮可以拮抗此处的多巴胺受体而起到一定的止吐作用。多巴胺与抑酸药联用可显著提高 GERD 的治疗效果，治疗轻至中度 GERD 患者有良好效果。多潘立酮极少通过血脑屏障，不影响中枢神经系统的多巴胺受体，不引起锥体外系不良反应，是一种比较安全的药物，应用常规剂量时不良反应的发生率不到 7%。但多潘立酮的吸收要求胃内达到一定的酸度，如同时应用大剂量中和胃酸的药物或较强的抑制胃酸分泌的药物会影响其吸收。由于肠壁的代谢和肝的首过效应，多潘立酮的口服生物利用度很低，仅为 13% ～ 17%。

2. 莫沙必利　1998 年 12 月在日本上市，是苯甲酰胺衍生物，激动肠肌间神经丛的 5-HT4 受体，使神经末梢的乙酰胆碱释放增加、促进消化道运动。对 5-HT4 受体有极强的选择性，并且选择性作用于上消化道，促进胃窦动力，对结肠作用较弱。莫沙必利无心脏毒性，安全性好，广泛应用于临床。

3. 伊托必利　是苯甲酰胺类药物，具有多巴胺 D2 受体拮抗活性和乙酰胆碱酯酶抑制活性，双重作用增强胃、十二指肠运动，促进胃排空，并具有中度镇吐作用。伊托必利也能加快结肠蠕动，促进结肠推进式运动。伊托必利口服吸收迅速，药物达峰浓度约为 30 分钟，4% ～ 5% 原型物与 75% 代谢物通过尿液排泄。儿童应避免用药，孕妇及可能妊娠的妇女应权衡利弊后用药。本药可增强乙酰胆碱作用，尤其老年患者易出现不良反应，使用时应予以注意。

4. 琥珀酸普芦卡必利　是选择性、高亲和力的 5-HT4 受体激动剂，可增强胃肠道蠕动反射和推进运动模式，从药理机制理论分析其应该具有促胃动力作用，但目前该药在我国的适应证仅限于成年女性患者的慢性便秘。

促动力剂均有一定的不良反应，如腹痛、腹泻、口干等消化系统症状，心悸、心电图 QT 间期延长等心血管系统不良反应，以及困倦、躁动、易激动、抑郁、肌张力障碍和迟发性不自主运动等中枢神经系统不良反应等。胃肠道出血、穿孔、机械性肠梗阻者禁用促动力剂。另外，多潘立酮还可使血催乳素水平升高，女性长期使用有泌乳等不良反应，使用时应加以注意。

三、抗酸药和黏膜保护剂

当胃食管反流造成食管黏膜炎症、破损、糜烂甚至溃疡时，应用抗酸药可在受损黏膜表面形成一层保护膜，降低食管黏膜对腔内物质的通透性，保护其免受进一步的损害，对减轻症状、促进黏膜修复具有一定的疗效。抗酸药仅起到中和胃酸或酸性食物的作用，对胃酸分泌无影响。短期使用可快速改善反流、烧心症状，不主张长期使用。常用抗酸药和黏膜保护剂包括铝碳酸镁、铝镁加混悬液、硫糖铝、胶体铋剂、瑞巴派特、替普瑞酮、麦滋林、前列腺素 E 等。

一项随机、多中心的研究比较抗酸药、H_2RA 和安慰剂在控制患者烧心症状时的疗效，结果表明抗酸剂缓解烧心症状更快、效果更好。有研究显示，联合使用瑞巴派特和兰索拉唑 15mg 比单用兰索拉唑 15mg 能更好地缓解 A 级和 B 级 RE 患者症状。铝碳酸镁具有黏膜保护、中和胃酸和胆汁的作用，在 GERD 患者中可快速改善其症状，但其作用时间短，并且无胃酸分泌的抑制作用，仅适用于轻度 GERD 患者。硫糖铝作为一种局部作用制剂，能通过黏附于食管黏膜表面来提供物理屏障，抵御反流物，对胃酸有温和缓冲作用，但不影响胃酸或胃蛋白酶的分泌，对 LES 没有影响。硫糖铝可降低口服抗凝药（如华法林）、喹诺酮类药物（如环丙沙星、诺氟沙星）及地高辛、苯妥英钠、布洛芬、吲哚美辛、氨茶碱、左甲状腺素等药物的消化道吸收，可干扰脂溶性维生素 A、维生素 D、维生素 E、维生素 K 的吸收，因此与这些药物必须同时应用时，服药时间宜间隔 2 小时以上。

抗酸药也有一定的不良反应发生率，少数患者可引起便秘、皮疹、消化不良、恶心等。

四、藻酸盐及其他

近年来，餐后近端胃内酸袋（PPGAP）的概念日益受到学者的重视，它可能在 GERD 的发病方面起重要作用，进而引起国内外众多学者的研究兴趣。PPGAP 概念的提出来自于临床观察，即餐后反流入食管内的胃内容物的 pH 低于胃内 pH，并发现在餐后胃贲门部的酸性区域向近端延伸甚至达到鳞柱状交界区，虽然在正常人和胃食管反流病患者中均有此现象，但是随后的试验研究认为这种现象在 GERD 患者与食管裂孔疝患者中更明显。Kwiatek 等研究发现了藻酸盐（一种从海带中分离出的天然多糖类聚合物），在与胃酸的接触过程中，藻酸盐沉淀成接近中性的低密度黏性凝胶，在胃腔上面可以形成一层凝胶样的屏障。由于 pH 的改变，包含在其中的碳酸氢钠产生 CO_2，这样包含有 CO_2 的凝胶漂浮在胃内容物上，如同"筏"一样，从而直接或间接影响酸袋的形成，进而达到治疗 GERD 的目的。

中药和神经调节剂的种类和使用方法分别见本章第五节和第六节。

综上所述，GERD 药物治疗是临床上常用的治疗方法，首选抑制胃酸分泌的药物，可辅助应用促动力剂和抗酸药，酌情使用神经调节剂或中药。传统的药物使用顺序是升阶梯选择，最新观点认为采用降阶梯疗法能更快缓解症状、促进黏膜愈合、缩短药物疗程、提高患者生活质量。

（刘　琳）

第三节　胃食管反流病的内镜治疗

胃食管反流病经过饮食生活调节、药物治疗，大部分患者可达到症状缓解、黏膜愈合。但部分 GERD 患者的反流症状会反复发生，可能需要长期服药，服药依从性、药物不良反应都困扰着广大患者。近些年内镜技术蓬勃发展，使得内镜下抗反流治疗成为治疗 GERD 的新方法、新选择。用于 GERD 的内镜下治疗方法有内镜下射频消融术、经口无创胃底折叠术（transoral incisionless fundoplication，TIF）、内镜下贲门缩窄术（peroral endoscopic cardial constriction，PECC）、抗反流黏膜切除术（anti-reflux mucosectomy，ARMS）、内镜下胃腔内缝合手术、内镜下注射和植入治疗。近年内镜下射频消融术（图 4-3-1）、内镜下贲门缩窄术及经口无创胃底折叠术应用比较广泛。

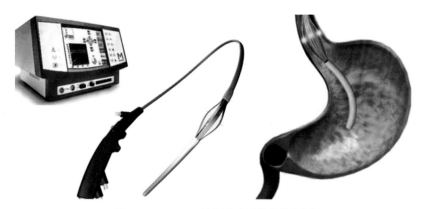

图 4-3-1　GERD 射频消融系统和模拟图

一、内镜下射频消融术

内镜下射频消融术治疗是在内镜下将射频导管送至齿状线附近，随后顶端 4 个针样电极刺入胃食管交界处的肌层，持续 60 秒释放 65 ～ 85℃的热能导致组织损伤，在不同层面反复多次射频治疗，组织修复过程中形成瘢痕收缩效果，进而提高 LES 厚度和压力，降低对胃食管交界处的管腔顺应性。射频能量还可损伤食管下段肌层的迷走神经节，从而抑制 tLESR。Viswanath 等研究表明，经射频治疗后随访 1 年，GERD 患者的烧心症状、HRQL 评分及生活质量都有明显改善，在第 6 个月时约 88% 的患者仍需每天服用基础剂量的 PPI，但在第 12 个月时只有 30% 的患者需继续服用 PPI，此外患者的食管酸暴露时间也从第 6 个月的 10.2% 降至第 12 个月的 6.4%。另一项长达 5 年的前瞻性研究显示，138 例初治患者经 6 个月的随访后，其中 38 例已完全停用 PPI，5 年后停用 PPI 的人数增加至 59 例，此外患者的总体症状评分在第 6 个月时已明显下降，并且平稳持续至第 5 年。目前射频治疗常见不良反应为胸痛、吞咽困难、胃轻瘫等，而食管穿孔的发生率较低。

综上所述，内镜下微量射频消融治疗能明显改善 GERD 患者的症状，从而提高生活质量，同时降低了用药剂量，对难治性胃食管反流病（refractory gastroesophageal reflux disease，rGERD）、食管外症状等也可能产生相应的效果，总体安全系数较高，无严重并发症出现，是目前临床上内镜微创治疗 GERD 的常用方法。

二、内镜下贲门缩窄术

内镜下贲门缩窄术（PECC）的基本原理是利用内镜技术在胃食管连接处的近端套扎并固定黏膜或肌层形成的皱褶，再通过钛夹在套扎环根部加以定位。随后组织缺血坏死，经过修补后产生瘢痕，从而导致贲门缩窄，在一定程度上增加了 LES 压力，达到抗反流的效果。GERD 患者 PECC 治疗后症状明显改善，停用抑酸药或药量减少，酸反流持续时间及反流次数明显减少，生活质量明显改善，胃镜所见食管糜烂减轻或愈合。无操作相关的严重并发症发生，仅有少量出血及胸骨后轻微疼痛，但发生率低、恢复快。

三、抗反流黏膜切除术

抗反流黏膜切除术（ARMS）是对胃食管连接处的上下共约 3cm 范围内行黏膜切除术，由于术后瘢痕形成，造成胃食管连接处更加狭窄，从而发挥抗反流的效果。有研究结果表明，10 例患者手术前、手术后 1 个月、手术后 6 个月的 RSI 评分、吞咽困难评分、GerdQ 评分均逐渐降低，9 例有效，1 例无效，有效率为 90.0%。

四、经口无创胃底折叠术

目前经口无创胃底折叠术（TIF）可通过 2 种系统完成，分别为 Esophy X（美国 Endogastric solutions 公司）和 MUSE（Medigus ultrasonic surgical endostapler system，以色列 Medigus 公司）。

（一）Esophy X 胃底折叠术

Esophy X 装置是一种将内镜置入的金属管型装置，由机械操作把手、管形复位装置、可反折的铸模器、螺旋形诱导针，以及穿刺针的固定装置构成。内镜下将 2 个以上高度的胃底钉合到食管下端，再通过向下牵掣 4～5cm 高的铸模器后进行定位，最后在 EGJ 上 2～3cm 构成了胃食管抗反流瓣，从而减轻反流症状。该技术利用特殊的腔内装置不通过外科切口进行胃底折叠，提高 LES 压力，减少 tLESR 发生频率，从而减轻反流症状。美国胃肠内镜外科医师学会认为，目前对 Esophy X 胃底折叠术的远期效果数据较少，从 6 个月到 2 年内的短期随访中，Esophy X 胃底折叠术可能对合并＜2cm 的食管裂孔疝的 GERD 患者有效，需要进一步的研究来确定最佳技术和最适合的患者纳入标准，并需进一步评估设备和技术的安全性。

（二）MUSE 胃底折叠术

MUSE 装置是一种整合于内镜技术上的腔内胃底折叠设备，由先进内镜技术、摄像机、超声波探测器及缝合设备等组成，在超声波探测器的带动下，通过钛夹将胃底和食管下段进行浆膜对浆膜的缝合折叠，以实现抗反流的功能。Pier Alberto Testoni 等开展的一项研究中对 37 例患者实施了 MUSE 胃底折叠术，接受 MUSE 胃底折叠术的患者完成了 GERD 健康相关生活质量和反流症状指数问卷调查，并在术前、术后 6 个月和术后 12 个月进行了胃镜检查、24h MII-pH 监测、高分辨率测压，其中 20 例患者在 12 个月完成临床和内镜随访，发现健康相关生活质量、反流症状指数、烧心、反流评分和 PPI 使用量均得到明显改善。

五、经口内镜下缝合及折叠术

（一）EndoCinch 缝合术

EndoCinch 缝合术主要使用美国 BARD 企业所制造的 EndoCinch 缝合设备，在 2000 年被美国食品药品监督管理局（FDA）许可用于处理 GERD 的内镜下缝合术。将该设备通过胃镜置于胃食管交界处，对黏膜进行缝合以产生皱褶，并可缝合多个皱褶以产生防反流的效果。研究者对胃镜下腔内折叠缝合术的长远疗效开展深入研究后认为，临床治疗表现评价没有获得明显改善，PPI 实际应用剂量仍较高，并没有达到令人满意的长远疗效。这种方法治疗失败的主要原因可能是术后缝线松解或脱落、远期疗效随着时间延长逐渐降低，以及适应证选择不当。

（二）Plicator 全层折叠术

Plicator 全层折叠术使用了美国 Ndo 公司制造的 Plicator 全层折叠装置，手术设备包含了折叠装置、螺线形的回缩管道、牵拉器，以及直接进入胃腔的套筒等。将胃食管连接处的组织全层牵拉至食管与胃腔邻近的折叠装置内，并结扎部分组织，从而形成浆膜对浆膜的对折，经过对胃食管相连部位的缝合，可以提高食管的抗反流效果。然而也有研究指出，该方式曾发生穿孔、胸腔积液、气胸，甚至致死等严重事件，但后来并未被进一步普及与应用。

六、内镜下注射和植入治疗

内镜下在胃食管连接处黏膜下注入生物相容性物质或高分子材质，可提高 LES 压力，起到防反流的目的。按照所灌注物料的类型分为 Enteryx 法、GateKeeper 法、Plexiglas 法和 Durasphere 法。这些年，许多临床研究尝试发现，这类治疗出现严重不良事件或缺乏可持续的临床疗效，其安全性受到质疑，该技术是否能够继续用于治疗 GERD 有待进一步研究。

综上所述，内镜治疗技术具有微创性、操作便捷等优点，应用于 GERD 的治疗过程中，能够在一定程度上缓解患者的临床症状，但其长期疗效和最佳适应人群仍需大量临床研究探索。

（陈洪锁 江振宇）

第四节 胃食管反流病的外科治疗

由于肥胖问题和生活习惯的改变，GERD 患病率在全世界范围内都有所增加。大多数患者的反流症状可通过调整生活方式和使用 PPI 治疗而得到充分缓解，但有一些患者症状只得到部分控制、不愿长期接受药物治疗或出现与 PPI 相关的并发症。贲门松弛程度较轻的患者（如贲门阀瓣 Ⅱ 级）可行内镜微创治疗。对于合并食管裂孔疝（贲门阀瓣 Ⅲ 级和

Ⅳ级）患者，则可能需要外科手术治疗才可以修复抗反流屏障。

在食管裂孔疝中，滑动型疝（Ⅰ型）约占95%，食管旁疝约占5%，其又包括3种情况；胃的一部分疝入纵隔，而胃食管交界处仍位于正常解剖位置（Ⅱ型）；胃食管交界处和胃的一部分均疝入胸腔（Ⅲ型）；除胃以外，还有其他腹腔脏器通过食管裂孔疝入胸腔（Ⅳ型）。

手术方式及原则包括胃还纳复位、多余疝囊的切除、食管裂孔的闭合、提高LES压力、胃固定术和胃底折叠术。传统手术方式包括经胸手术和经腹手术两种，Belsey Mark Ⅳ胃底折叠术是经胸抗反流的经典手术，术野暴露优于经腹切口，能充分游离食管，将胃食管结合固定在膈肌以下，保持足够长的腹段食管并增加LES压力。该手术方式对短食管型、巨大疝和混合疝的治疗可获得理想效果，但经胸手术创伤大。经典的经腹手术包括Nissen手术、短松式Nissen手术、Hill手术、Toupet手术和Dor手术等，经腹手术疗效可靠，可形成有效His角、增加LES压力、改善反流症状，手术操作空间小，对心肺功能影响小。

鲁道夫·尼森（Rudolph Nissen）博士于1955年首次进行了抗反流手术，并在1956年的《瑞士医学周刊》上公布了两例病例的结果。1961年，他发表了对该手术的更详细概述。该手术方式自20世纪70年代实施以来，便以他的名字命名，Nissen手术中胃底包裹在食管末段周围，即360°胃底折叠。为了减少术后吞咽困难和胀气，学者们又改良出部分胃底折叠术，包括后部（Toupet）胃底折叠术和前部（Dor）胃底折叠术，两者区别点在于Toupet胃底折叠中胃底包裹在食管的背面，而Dor胃底折叠中胃底在食管的前面。

当食管动力正常时，不同类型的胃底折叠术术后吞咽困难的发生率并无差异。在食管动力异常的患者中，腹腔镜下Nissen胃底折叠术（laparoscopic Nissen fundoplication，LNF）术后吞咽困难的发生率较高。因此，部分胃底折叠术适用于食管动力障碍的患者。

腹腔镜手术治疗具有创伤小、恢复快、并发症少、可在狭小空间操作等优势，逐渐替代了传统外科抗反流手术。腹腔镜手术包括食管裂孔的解剖、疝内容物还纳、疝囊的切除、腹段食管正常生理长度的恢复、增大的食管裂孔修补、部分或完全胃底折叠（建立抗反流的活瓣机制）。

一、腹腔镜下胃底折叠术的常规手术过程

（一）患者体位

患者取仰卧分腿位，气管插管全身麻醉诱导，插入胃管以持续减压。为了避免手术过程中头高脚低位导致患者身体滑动，应把分开的双腿固定于手术床。气腹引起的腹压升高和头高脚低位会减缓静脉回流，建议对下肢行气压泵治疗，以预防深静脉血栓形成。图 4-4-1 是手术中各位术者的位置，主刀医生站在患者的双腿之间，第一助手和第二助手分别站在主刀医生的右侧和左侧。

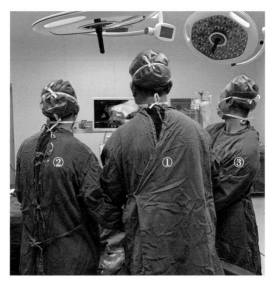

图 4-4-1 腹腔镜下胃底折叠术的术者位置（①主刀医生，②第二助手，③第一助手）

（二）套管穿刺孔的位置

手术需要打 5 个套管穿刺孔（图 4-4-2），第一个穿刺孔位于剑突下方约 15cm 处，也可以位于中线稍微偏左 2 ～ 5cm，与食管裂孔位于同一水平线上，此孔用于插入腹腔镜。第二个穿刺孔位于左锁骨中线，并且与第一孔处于同一水平。第三个穿刺孔位于剑突下，可放置无损伤抓钳挑起肝脏，显露食管裂孔，第一个孔和第二个孔处于同一水平。第

四个穿刺孔和第五个穿刺孔分别位于左、右肋缘下，这样它们的轴和腔镜便形成一个大约 120° 的夹角，这两个孔用于插入分离和缝合的器械。套管穿刺孔位置不能太低。如果位置太低，可能导致难以离断近端的胃短血管，或抓钳难以到达胃食管交界处。

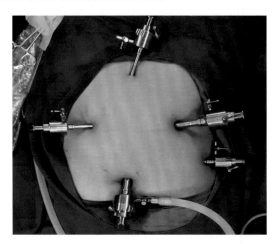

图 4-4-2　腹腔镜下 Nissen 胃底折叠术的套管穿刺孔位置

（三）肝胃韧带的分离及右膈脚、后迷走神经的识别

牵拉肝左叶以适当暴露胃食管交界处，然后将肝胃韧带分开。从肝尾状叶上方开始分离，并继续近端解剖分离，直到完全显露右膈脚。然后通过钝性剥离将右膈脚与右侧食管分离，并识别后迷走神经。向下游离右膈脚至与左膈脚的相交处（图 4-4-3）。如果遇到起源于胃左动脉的肝副动脉，通常是可以将其被安全离断的。在右膈脚附近应谨慎使用电刀，因为单极电流的横向扩散可能损伤后迷走神经。

（四）食管上方腹膜和膈食管膜的分离及左膈脚、前迷走神经的识别

用超声刀切断食管上方的腹膜和膈食管膜，识别前迷走神经。将左膈脚与食管分离，并向下钝性分离至与右膈脚相交处（图 4-4-4）。为了避免损伤前迷走神经或食管壁，该神经应始终附着于食管壁。在膈食

管膜被切断之前，应将膈食管膜先从食管壁上钝性分离出来。

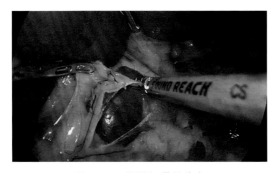

图 4-4-3 肝胃韧带的分离

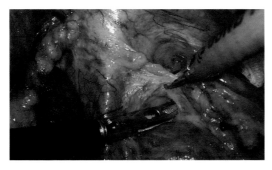

图 4-4-4 膈食管膜的分离

（五）胃短血管的分离

从胃大弯的中间开始分离胃短血管，一直分离到左膈脚。胃短血管的分离应该确保在无张力情况下进行。对胃短血管的过度牵拉可引起脾出血。此外，在夹闭胃短血管时，应避免损伤胃壁。

（六）在食管周围放置牵引带

在胃食管交界处应用钝头抓钳向上牵拉挑起食管。在胃底、食管和左膈脚之间的食管下方用钝性分离法开窗。然后扩大窗口，在食管周围（包含前迷走神经和后迷走神经）环绕放置一条牵引带（图 4-4-5）。左膈脚上方的纵隔分离（而不是膈肌和胃底之间的分离）可能导致左侧气胸。将钝头器械推入食管下方时也有可能造成胃底穿孔。

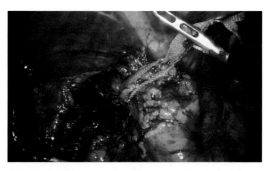

图 4-4-5　食管周围放置牵引带

（七）膈脚的闭合

通过牵引带向上和向患者左侧牵引食管可更好地暴露食管裂孔。膈脚的闭合采用不可吸收缝线间断缝合完成。第 1 针应该位于左、右膈脚连接处的正上方。缝线的间距为 1cm，并且最上面的缝线和食管之间要留出空间，不可卡压食管（图 4-4-6）。缝合时应避免损伤下腔静脉和主动脉。膈肌食管裂孔也不能闭合太紧（一个闭合的持针器应该能很容易地在食管和膈肌食管裂孔之间滑动）。

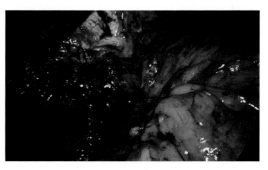

图 4-4-6　闭合膈脚

（八）将探条插入食管并通过胃食管交界处

取出胃管后，麻醉医师应将 56F 探条插入食管，并通过胃食管交界处。使用校准探条可减少术后吞咽困难的发生率。应适当润滑探条以减少食管穿孔的风险。此外，麻醉医师应缓慢推进探条，一旦遇到阻力应立即停止操作。

（九）胃底折叠

1. Nissen 胃底折叠术（360° 胃底折叠术）　胃从食管后方经过，并通过"擦鞋动作"以确认胃底有充分的活动度，避免部分胃底位于折叠瓣上方。然后将胃底的左右两侧包裹在胃食管交界处上方。360° 胃底折叠术是利用不可吸收线（2-0 丝线）间隔 1cm 缝合 3 针来完成的，折叠瓣前段的长度约为 2cm（图 4-4-7）。折叠瓣不能太紧。如果将食管后的胃底拉出后折叠瓣仍在右侧，并且没有向左侧缩回，则折叠瓣是宽松的，可以进行缝合。如果不是这样，则需要进行更多的后方游离。如果在这些操作后仍然存在张力，应改行部分胃底折叠术。

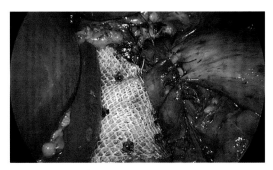

图 4-4-7　Nissen 胃底折叠术（360° 胃底折叠术）

2. 部分胃底折叠术　如 Toupet 胃底折叠术，胃底的左右两侧分别缝合在食管的左右两侧，形成 180° ～ 270° 部分胃底折叠。食管前壁一部分未被覆盖。而 Dor 胃底折叠术是把胃底从食管的前壁拉向食管右侧壁进行缝合。与 Nissen 胃底折叠术相比，部分胃底折叠术的手术并发症较少，容易操作（图 4-4-8，图 4-4-9）。

（十）术后管理

少数有基础疾病的患者需要进行心脏或呼吸监测，大多数患者术后被收治到普外科病房进行观察。术后 6 小时给予患者清流食。患者可在家属的帮助下在走廊里走动。第 2 天早上，即术后第 1 天，可以改为全流质饮食。

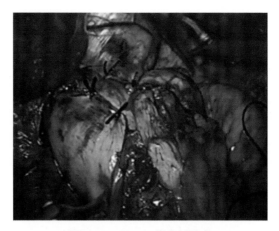

图 4-4-8　Toupet 胃底折叠术

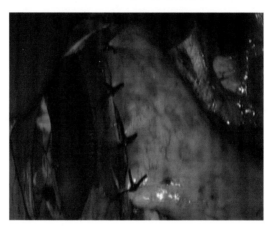

图 4-4-9　Dor 胃底折叠术

　　出院要求包括患者可以耐受饮食以维持水和营养平衡，以及可以自主排尿。出院后，患者可以逐渐将柔软、易吞咽和湿润的食物加入饮食中，避免食用难以吞咽的食物，如面包、生蔬菜和肉干，直到术后随访 2 周。此外，常规让患者在所有膳食中同时服用西甲硅油或二甲硅油，以避免在术后早期出现腹胀。在出院时进行抗酸治疗。患者通常在术后 4～6 周恢复饮食。

（十一）不良反应及围术期并发症

由经验丰富的外科医师进行腹腔镜下抗反流手术比较安全，30 天死亡率低于 1%。并发症的发生率因手术医师及其技术、患者随访程度的不同而不同，术后并发症总发生率为 4.7% ～ 8.3%。这些并发症通常是轻微的，并且不是抗反流手术所特有的，如尿潴留、伤口感染、静脉血栓形成和肠梗阻。抗反流手术特有的并发症包括气胸、胃 / 食管损伤、脾 / 肝损伤等。此外，抗反流手术可能会导致术后腹胀和吞咽困难。

打嗝是排出胃腔空气的生理过程，抗反流手术后，患者由于 tLESR 较少而减少了打嗝，因此可能会出现腹胀。调节饮食和行为干预，如常规使用西甲硅油、避免嚼口香糖、避免喝碳酸饮料对预防腹胀有效。

术后吞咽困难的原因有食管裂孔关闭和折叠后水肿、食管 / 胃壁血肿，大多数患者的吞咽困难可以自行缓解。当出现严重吞咽困难、不能吞咽液体时，应行上消化道造影检查以明确是否有解剖异常。

二、食管旁疝的治疗

对于无症状或症状轻微的食管旁疝患者，非手术治疗被认为是更好的选择，因为裂孔疝嵌顿组织绞窄的风险低于手术相关风险。手术修复主要是针对有症状的食管旁疝患者。腹腔镜下食管旁疝修补术的基本过程与前文相同，在此只对疝囊切开复位进行强调。

疝囊切开复位，用抓钳轻轻地将疝出的胃从后纵隔拉到腹部，将胃还纳到腹腔。沿着胃大弯开始剥离，将胃短血管离断，到达左膈脚。然后在与左膈脚的交界处切开疝囊，进行食管的前移和侧移。一旦从左侧开始的初步解剖完成，更多的胃被游离，将肝胃韧带从右膈脚打开，并在后纵隔进一步游离食管。在食管后面开窗，在食管周围（其中包括前迷走神经和后迷走神经）环绕放置一个牵引带。然后通过钝性剥离将疝囊从纵隔粘连中分离出来（图 4-4-10）。在胃复位过程中应避免用力过大，以防止胃损伤或穿孔。通过沿着胃大弯开始解剖离断胃短血管，减少通过肝胃韧带开始解剖离断时可能发生的副肝左动脉损伤的风险（如果动脉残端从横膈膜上方缩入纵隔，很难控制出血）。在疝囊的剥离过程中，两侧胸膜都可能受到损伤。当胸膜开放时，应通知麻醉医师；如果气胸导致了低血压或气道压力升高，降低充气压力通常可以纠正这些异常。

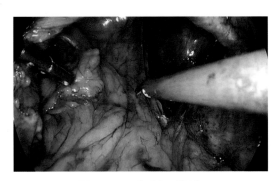

图 4-4-10　疝囊切开复位

食管裂孔疝的术后复发与修补方式相关，对于张力较大或裂孔缺损直径大于 5cm 的患者，主张无张力疝修补。修补食管裂孔疝的补片主要有复合补片和生物补片两类，前者是非降解材料制成，有修补、稳固的作用，但补片不可吸收可能会出现严重并发症，如补片侵蚀食管或主动脉。生物补片在植入 6 个月后可被重塑的机体胶原组织代替，但易导致术后复发。

综上所述，GERD 合并食管裂孔疝时，外科抗反流手术是一种有效可行的治疗措施，尤其是腹腔镜下胃底折叠术具有手术创伤小、并发症少、恢复快等优点，逐渐取代了传统食管裂孔疝修补术。此外机器人手术系统的不断推广，在食管裂孔疝手术治疗中也具有广阔应用前景。

（马永强　郑连生　王秋红）

第五节　胃食管反流病的中医药治疗

随着中医药实验研究及临床应用的不断发展，近年来中医药治疗GERD 的方式不断多样化，临床上也取得了令人满意的效果。翻阅大量中医药诊疗 GERD 文献发现，中医理论普遍认为胃食管反流病患者通常与饮食、情绪对气机的影响存在明显关联。中医药治疗本病具有独特的优势，中医强调整体观和辨证论治，治疗具有个体差异化、效果显著、复发率低、不良反应少等特点，在提高临床疗效及患者生活质量方面具有明显优势。本节将中医药对 GERD 的辨证论治、经典方剂治疗、针刺治疗等进行总结，使临床对本病有更清晰的认识，并能够更好地服务临床。

一、辨证论治

目前，行业内对 GERD 辨证分型治疗比较权威且公认度高的是《胃食管反流病中医诊疗专家共识意见（2017）》和《胃食管反流病中西医结合诊疗共识意见（2017）》中所指出的 8 个证型及所对应的中药方剂。

1. 肝胃不和证 治法为疏肝理气，和胃降逆，方药用柴胡疏肝散。

2. 肝胃郁热证 治法为疏肝泄热，和胃降逆，方药用柴胡疏肝散或大柴胡汤合左金丸。

3. 胆热犯胃证 治法为清胆泄热，和胃降气，方药用小柴胡汤合温胆汤。

4. 气郁痰阻证 治法为开郁化痰，和胃降逆，方药用半夏厚朴汤合温胆汤。

5. 气滞血瘀证（瘀血阻络证） 有偏于气分、血分之别，偏于气分者，治以疏肝理气，配以活血化瘀之法；偏于血分者，治以活血化瘀，行气止痛，方药用血府逐瘀汤加减。

6. 中虚气逆证 治法为疏肝理气，和胃健脾，方药用六君子汤合旋覆代赭汤。

7. 脾虚湿热证 治法为清热化湿，健脾和胃，方药用黄连汤。

8. 寒热错杂证 治法以辛开苦降，和胃下气，方药用半夏泻心汤。

现代医家经过临床中的不断实践和总结，对 GERD 的分型和治疗形成了自己的见解。王玲对 210 名 GERD 患者进行证型研究发现，GERD 患者中证型占比最多的是肝胃不和证和肝胃郁热证。李哲等在收集 GERD 患者病历中发现，最多见证型为肝胃不和证（219 例），其次为肝胃郁热证，两者占 65%。冯小艳应用中医临床症状聚类分析方法对 16 例 RE 患者进行研究发现，肝胃郁热证占 39.2%、肝胃不和证占 17.5%、中虚气逆证占 19.8%、脾虚湿热证占 23.5%。陈雪萍对 365 例胃食管反流病患者进行中医辨证分析发现，证型占比由高到低依次为肝胃不和证 26.58%、肝胃郁热证 20.27%、气郁痰阻证 12.60%、胆热犯胃证 18.63%、气滞血瘀证 10.13%、寒热错杂证 11.78%。综合目前研究现状来看，临床上 GERD 患者的中医证候类型主要以肝胃不和证和肝胃郁热证为主。

现代医家结合当今辨证分型共识，经过大量的临床实践及总结，逐步积累自身独特且富有疗效的诊治经验，临床上诸多医家对 GERD 不同证型提出了不同治疗原则及方法，效果明显。李亮等认为 GERD 的辨证施治应着眼于肝脾胃，注重调畅气机，并且提出内镜阴性患者其病机多偏于肝胃不和，治法应为疏肝理气；RE 患者多偏于肝胃郁热，应佐以清肝泄胃；幽门螺杆菌阳性者多偏于脾胃湿热，应佐以清热化湿；GERD 慢性复发性患者多偏于脾胃虚弱者，应佐以益胃健脾；偏于胃阴不足者治法应佐以养阴和胃之法。朱莹在治疗胃食管反流病时提出湿热证的三期分治治疗理论。早期以清利湿热为主，方用开结散痞汤；中期以调和肝脾为主，养血柔肝而不伤脾胃，淡渗利湿而不伤阴血，方用小陷胸汤合当归芍药汤；后期方选香砂六君子汤，以健脾和胃、促进脾胃运化功能为主。许亚培认为"痰饮"是造成脾胃虚弱的主要病理因素，脾胃的主要功能为运化水谷精微，若脾胃虚弱，则无力推动水谷运化，水谷积于胃中则化为痰饮，提出治宜扶正祛邪，法为健脾和胃，调畅气机，顾护胃阳之气，治疗上多以六君子汤为基础方，随证加减化裁，以益气化痰，和胃降逆，五脏六腑气机升降出入有序，则中焦清阳自升，浊阴自降。黄适提出运用六经辨证理论治疗胃食管反流病，认为六经辨证可以高度概括疾病的发生发展规律及证候类型，通过六经辨证理论将胃食管反流病分为以下证型并且给出相应治法：①阳明少阳合病，治以大柴胡汤；②阳明太阴合病，治以半夏泻心汤；③厥阴病，治以柴胡桂枝干姜汤；④少阴太阴合病，治以真武汤。杰辉认为导致 GERD 的关键病机在于肝郁气滞，肝郁则克脾，导致脾虚内生痰湿，临床常采用解郁合欢汤、木香顺气汤、半夏厚朴汤等方剂化裁治疗，经临床验证效果明显。朱生樑经过长期的临床实践认为，本病的关键在于肝气郁滞，肝郁木盛易克伐脾土导致脾虚,故在治疗时多注重"土木同治,肝脾同调",在选方用药时重用柴胡、枳壳等疏肝行气之品,兼顾调理脾胃,方中柴胡既有升阳举陷之功,又可升清胃气,同时柴胡也为引经药,引药用之效至厥阴少阳二经,枳壳重在理气宽胸,并且用药柔和,以免耗伤气血阴液。欧阳锜认为本病的主要致病机制为痰气交阻、郁而化热所致,与肝胃关系密切,由此总结出三种证型及其相应治法,分别为肝胃痰热证,治以小陷胸汤加味;肝胃湿热证,治以清湿和中汤加味;肝胃郁热证,治以四逆金铃汤加减治疗。张彦等对 GERD 血瘀型患者进行研究认为,患者久病则气血郁滞,气血运行不畅,形成血瘀,患者除有反酸、咽部不适之外,可伴随有胸前刺痛,舌质紫暗,脉涩,给予患者失笑散治疗4 周后,患者上述诸症大为减轻,内镜检查可见炎症显著消退。

目前对 GERD 的辨证分型治疗,各医家对其辨证分型略有不同,但无外乎虚实两端,虚以脾胃虚弱、中虚气逆为主,实则有痰浊、血瘀、湿热、郁滞。当今社会人们普遍精神压力大,并且生活习惯、饮食起居等都有较大改变,故肝郁脾虚是本病主要病机因素之一。

二、经典方剂治疗

经典方剂(经方)是中医药经历数千年的临床验证,是一定历史条件下的医学沉淀,经方一般组方精简,用药精确,是中医药文化累积的代表之一。现流传于世的治疗 GERD 的代表经方有半夏泻心汤、旋覆代赭汤、小陷胸汤、小柴胡汤等。目前临床上中药治疗 GERD 仍以经典方剂为主。高学清等观察了半夏厚朴汤合乌贝散与奥美拉唑肠溶胶囊之间有效率及复发率的对比情况,发现半夏厚朴汤合乌贝散治疗 GERD 的有效率明显高于奥美拉唑肠溶胶囊(93.9% vs 78.8%),并且复发率明显低于西药对照组(6.1% vs 27.3%)。孙平等比较了半夏泻心汤加减雷贝拉唑钠肠溶胶囊联合莫沙必利片,两组分别对 GERD 患者治疗 8 周,8 周后有效率分别为 92.9%、95.2%,但两组患者停药 2 周、4 周后中药组复发率(4.8%、9.5%)较西药组(19.0%、26.2%)低,治疗后的 LES 及 UES 压力,中药组高于西药组。宋卫红临床中运用加味柴胡疏肝散治疗 GERD 发现,中药组有效率(96.00%),明显高于西药组

（76.00%），并且中药组的临床疗效积分明显优于西药组，对食管黏膜的分级情况有明显的改善情况。张瑞明对肝胃郁热型的 RE 患者进行研究发现，临床运用柴平汤（小柴胡汤加平胃散）加味联合用雷贝拉唑钠肠溶胶囊的有效率（73.17%）低于单纯使用雷贝拉唑钠肠溶胶囊的有效率（95.12%），但复发率前者（7.31%）明显优于后者（31.71%）。刘少康等研究认为，治疗肝胃郁热型 RE 时，运用旋覆代赭汤合左金丸加减配合西药治疗比单纯运用西药疗效更加显著。邬政等治疗 GERD 时发现柴芍六君汤的治疗效果要优于埃索美拉唑，治疗后患者食管体部上、下段蠕动波压力及顺行性蠕动波高于西药组，中药组治疗后患者的反向蠕动波、非传导波均低于西药组，柴芍六君汤对胃管反流病患者食管的运动功能有较好的改善作用。冯敏晓等研究对比黄连汤加减与雷贝拉唑治疗 NERD 的临床疗效，研究发现中药组的有效率（95.00%）显著高于西药组（75.00%），并且中药组可显著提高患者的生活质量。孙瑶在治疗 GERD 时发现，运用加味四逆温胆汤的有效率（93.62%）明显高于埃索美拉唑（76.6%）。吴健等研究发现运用下气汤治疗中虚气滞型 GERD 的有效率（98.33%）明显优于泮托拉唑钠肠溶胶囊的有效率（88.33%），并且中药组治疗患者的生活质量评分明显优于西药组。姜正艳研究发现加味抑肝散联合奥美拉唑肠溶胶囊治疗 GERD 患者的有效率（97.78%）明显高于单纯奥美拉唑肠溶胶囊治疗（82.22%），并进一步研究发现前者联合使用对胃动力相关指标 PG Ⅰ、PG Ⅱ有更好的改善作用。王一霖对 GERD 治疗展开研究，通过随机对照试验发现，临床运用小柴胡汤加减方治疗 GERD 的有效率（98.33%）明显高于西药组多潘立酮片＋奥美拉唑（85.00%）。丁宗富等以旋覆代赭汤合逍遥散治疗肝郁脾虚型 GERD，其结果显示中药组能显著缓解临床症状、修复食管黏膜，有效率等高于西药对照组。综上所述，中药经典方剂在胃食管反流病的治疗上不仅有显著治疗效果，而且在改善患者生活质量上也具有一定的优势。

三、自拟方治疗

自拟方是现代医家经过长期的临床实践获得的具有明确疗效的现成

方剂。刘凤斌认为贯穿本病的基本病机为脾虚气逆，在疾病发生发展的不同阶段及个体差异中常伴有肝郁、湿邪、实热、阴虚的表现，并且也会出现痰湿、血瘀的症状。本病病位主要在食管及胃，与肝脾密切相关，病机多伴有气逆，经过大量临床治疗 GERD 的经验累积，自创开郁降逆方治疗该病，标本同治，共奏健脾、理气、清热、祛湿和开郁之功。杨芸峰认为 GERD 的根本病机在于脾虚和气逆两端，提出该病应从肺脾论治，并且研创了和中健脾方，由枇杷叶、桔梗、炒白术三味组成，桔梗、枇杷叶，一升一降但以降为主，调畅气机，再加白术健脾益气，三者共奏健脾和中，调畅气机。全方仅 3 味药，用量轻，方小而力专。黄俊成自拟平冲降逆汤治疗 GERD，研究发现平冲降逆汤组的疗效明显优于西药组，中医症状积分、不良反应发生率均显著低于西药组，这表明平冲降逆汤可以有效缓解患者的各种临床症状和体征且不良反应较少。黄聿认为脾运无权、肝气横逆、升降失衡是 GERD 关键病因，脾胃为气机升降出入枢纽，斡旋于中焦，故健脾补脾是治疗该病的关键。自拟健脾益气方中，太子参、白术、茯苓益气健脾，淡渗利湿为君药，海螵蛸、浙贝母是治疗反酸常用的对药，瓦楞子制酸止痛为臣药，佐以栀子、茵陈清肝胃热，藿香、大腹皮、麸炒枳壳理气降逆为使药，全方共奏健脾益气、降逆开郁之功，结果证明自拟健脾益气方辅助治疗 GERD 临床疗效优于单用泮托拉唑钠治疗，并且用药安全。

四、针刺治疗

针刺具有双向调节的作用，通过针刺与疾病相关的穴位，经过复杂的神经传导，调控化学、内分泌、体液、自身免疫等生理病理机制以产生临床疗效。现代实验研究证明，在 GERD 中，针刺的调节主要在于对 LES 压力的双向良性调节，可以增加 LES 的压力，提升抗反流的能力，减轻患者的临床症状。黄雪等将 60 例难治性 GERD 患者随机分为 2 组，每组 30 例，针刺组在督脉背段 $T_{3\sim12}$ 棘突下进行针刺，西药组口服埃索美拉唑镁肠溶片，结果显示针刺组、西药组愈显率分别为 60.0%、26.7%，针刺治疗效果优于口服西药，说明在神经解剖中针刺胃的相应脊髓神经节段，通过内脏和躯体反射这一通路可以治疗疾病。李赛赛等遵循六腑以通为用、以降为顺，对腑之下合穴行迎随补泻手法以调理气机，将 62 例本病患者随机分为对照组和观察组（各 31 例），对照组给予奥美拉唑肠溶片，观察组针刺双侧足三里、上巨虚、下巨虚、阳陵泉、委中、委阳，其中阳明经穴用补法，胆经穴用泻法，膀胱经穴辨证选用补泻手法，均治疗 4 周，结果发现观察组疗效较好。张文艳等总结通督导气法在 GERD 治疗中的经验，以导气而调气，将通督导气针刺手法和整脊疗法相结合，导气针法指针徐进徐出，使针感沿督脉向上传导，通过调节自主神经、内分泌系统功能等，明显缓解临床症状。孙梦娟等将 61 例 GERD 患者随机分为针刺组 34 例和对照组 27 例，针刺组采用迎随补泻法针刺下合穴（双侧足三里、上巨虚、下巨虚、阳陵泉、委中、委阳），对照组采用奥美拉唑肠溶片口服治疗，结果治疗组有效率为 97.1%，对照组有效率为 85.2%。因此，通调六腑之气，使六腑气机调达、胃气和降，则人体运化功能正常，临床症状可明显缓解。有研究表明，针刺不同的组穴对脑中枢有不同的调节作用，临床疗效也有差异，因此部分研究倾向于探索针刺不同组穴的疗效，以期通过最佳组穴方案获得最优疗效。梁波等将 54 例 GERD 患者分为俞募配穴组和募合配穴组，俞募配穴组选取中脘、胃俞、内关、天突为主穴，募合配穴组选取中脘、足三里、内关、天突为主穴，肝胃不和证加行间穴，脾胃湿热证加内庭穴，结果两组疗效对比差异无统计学意义，但俞募配穴组的起效时间快。杨志军等采用 2 种不同针刺组穴方案对 GERD 患者近期疗效、负面情绪及睡眠质量进行临床研究，分别为募合（A 组）和俞募（B 组）针刺组穴，A 组选穴为中脘、足三里、内关及天突，B 组选穴为中脘、胃俞、内关及天突，发现 B 组在有效缓解临床症状、调节情绪及改善睡眠方面疗效更为突出。由此可知，在选穴中不但要选取与胃有关的穴位，而且要选取俞募配穴，并在组穴时以降逆胃气、调畅中焦气机为主，可以明显减轻 GERD 的临床症状，有效提高患者的生活质量。现代研究证明，针刺胃俞募穴可能通过激活海马神经元、上调海马区 NR2A、下调 NR1 及 NR2B 水平实现对胃肠运动功能的调节。

如果同时配合艾灸或推拿，或进行复合针刺，可产生协同效应。汤丽群等在针刺基础上配合整脊疗法，与单纯针刺进行对比，治疗后两组 Gerd Q 和 Gerd-HRQL 评分均降低，且治疗组优于对照组。李永红等在治疗肝胃郁热型 GERD 的临床研究中，治疗组给予火针配合针刺，对照组给予普通针刺，结果治疗后，火针配合针刺疗效优于单纯针刺。王莹等在随机对照研究中，对照组分为热敏灸和针刺治疗组，观察组采用针刺配合热敏灸治疗，结果观察组的 GERD 疗效更优。综上所述，针刺以疏肝健脾、和胃降逆为理论依据，通过穴位配伍和手法的不同，在治疗胃食管反流病中取得了较好的疗效。

五、穴位埋线治疗

穴位埋线基于中医针灸理论，通过特殊针具和药线刺激相应穴位，产生刺激经络、平衡阴阳、调和气血、调整脏腑作用，达到治疗疾病的目的。该治疗方法集多种方法、多种效应于一体，埋线后线体在体内软化、分解、液化、吸收的过程对穴位产生的刺激作用较针刺长，弥补传统针灸针刺时间短、易复发等缺点。宋庆增等通过荟萃分析系统评价督脉经针刺及穴位埋线治疗 GERD 的临床疗效及安全性，分析结果表明，督脉经针刺及穴位埋线治疗 GERD 在有效率、治愈率及改善患者症状等方面均明显优于对照组。黄建春等将 70 例肝胃不和型 GERD 患者随机均分为治疗组和对照组，治疗组给予"升阳益胃"穴位埋线疗法治疗，对照组给予单纯奥美拉唑肠溶胶囊口服治疗，两组治疗 12 周后，治疗组 UES 压力、食管体部远端收缩积分、LES 压力高于对照组，胃酸反流次数和暴露时间低于对照组，差异有统计学意义。高加巍将符合研究标准的 50 例 GERD 患者随机分成治疗组与对照组（各 25 例），治疗组予以督脉经埋线治疗，对照组口服雷贝拉唑肠溶胶囊，结果证明督脉经埋线疗法与口服雷贝拉唑相比，更能改善 GERD 患者的症状、体征和焦虑、抑郁状态及生活质量。刘静将纳入的 60 例脾胃虚弱型 NERD 患者随机分为对照组和治疗组，对照组给予口服枸橼酸莫沙必利分散片联合雷贝拉唑肠溶片，治疗组给予"腹五穴"埋线治疗，治疗组与对照组总有效率分别为 96.6% 和 83.3%，两组比较，差异有显著统计学意义。通过红外热成像仪观察督脉上穴位，发现治疗组中大椎穴温度升高2.6℃，至阳穴温度升高 1.8℃，命门穴温度升高 2.2℃，并且具有统计学意义。穴位埋线疗法值得在临床上作为一项治疗 GERD 的新技术推广和应用。

六、其他治疗

(一) 艾灸治疗

艾灸是一种在人体相应穴位通过艾火刺激以达到防病治病目的的治疗方法，其机制首先与火的温热刺激有关，就是在燃烧过程中产生的热效应传递到经络系统，调动人体的免疫功能，正是这种温热刺激使局部皮肤充血、毛细血管扩张，增强局部的血液循环与淋巴循环，缓解和消除平滑肌痉挛，从而刺激穴位本身，激发经气，调动经脉的功能使之更好地发挥行气血、和阴阳的整体作用。人体五脏六腑、四肢百骸的病变部位实现多层次、多功能、多形态的调整，在相互协同、相互激发的作用下，产生治疗上的倍数效应。李永红选取40例RE患者，随机分为对照组与治疗组，对照组口服奥美拉唑镁肠溶片（洛赛克），治疗组采用艾灸治疗，艾灸每隔一天进行一次，4周为1个疗程，共8周，结果发现，艾灸可通过改善患者的临床症状、促进破损黏膜修复治疗RE，并且艾灸治疗RE远期复发率更低、无不良反应，值得在临床推广。

(二) 中药沐足治疗

中药沐足疗法利用经络循行规律，通过治疗局部达到整体调节，具有通经络、行气血、解郁、安神功效，能明显改善患者焦虑、抑郁、失眠等症状。陈君千等将60例患者随机平分为治疗组和对照组，对照组按照NERD的常规药物治疗，治疗组在对照组基础上给予通络安神方（桂枝15g，合欢花10g，素馨花10g，夜交藤15g）沐足治疗，治疗1周后，治疗组明显优于对照组，可有效改善GERD临床症状及焦虑状态。

(三) 耳甲电针治疗

耳甲电针可对相应的耳穴进行电刺激，具有无创、微痛的特点，并且脱落率较低，与单纯耳穴压丸或耳针治疗相比，其刺激频率、强度相对固定，方便临床和科研的统计，易于学习和推广。吴冬等将62例患者随机分为耳甲电针组和对照刺激组，每组各31例，观察组使用耳甲电针治疗，对照刺激组用耳缘电针治疗，每次 30 分钟，每周治疗 3 次，共治疗 12 周，结果表明，耳甲电针组总有效率为 90.32%，高于对照刺激组，差异有统计学意义。

综上所述，中医提倡从个人整体进行辨证论治，因人而异进行治疗，有利于提升临床疗效，减少患者不良反应的产生，具有较高的安全性，对患者心理健康和身体功能恢复具有积极作用。中医中药治疗 GERD 有其独到的优势和特点，具有较高的应用价值。

（王紫玄　布赫巴雅尔）

第六节　胃食管反流病的心理治疗

GERD 与精神心理因素有着非常密切的关系。精神心理因素是 GERD 症状发生的原因之一，长期的反流症状本身也会促使患者出现精神心理异常，两者呈互相促进作用。因此，在 GERD 的治疗过程中，需要关注患者是否存在精神心理方面的困扰，并给予适当的治疗。GERD 的心理治疗大概可以分为以下 3 个层次。

一、充分的沟通和谈话

充分的医患沟通是医务人员在诊疗活动中与患者及家属在信息、情感方面的交流，是诊疗过程中的重要环节，尤其是对于具有心身问题的 GERD 患者。充分的沟通可以帮助患者了解病情、消除对疾病的害怕和恐癌情绪。要如实告诉患者"目前的诊断是什么？""胃食管反流病的临床表现会有哪些？""胃食管反流病是一种慢性疾病，可能会造成哪些影响？""平时生活中需要注意什么？""药物的剂量、疗程和服药的注意事项"等。

充分的生活方式指导可以很大限度降低不必要的诱因和症状出现频率，充分的沟通可以让患者正确面对疾病和接受相应的治疗，减少不必要的恐慌，同时提升治疗的效果。那么自然而言的，GERD 相关的心身问题也就会在一定程度上缓解，甚至有的患者其心身症状很快就消失了。

与具有心身问题的 GERD 患者的沟通技巧，其实与平时工作中经常强调的医患沟通方法一样，如"一个根本、两个技巧、三个掌握、四个留意、五个避免"。沟通以诚信、尊重、同情、耐心为根本；注意倾听和介绍技巧，多听患者和家属说几句，多主动和患者及家属说几句；掌握患者的诊疗信息、内心真实想法、所处社会和家庭环境；留意患者的情绪状态、留意受教育程度和沟通能力、留意患者对病情的认识程度和诊疗期望程度、留意医患双方的情绪变化；避免生硬的训话方式、避免用太专业的词汇、避免应用贬义词或带情绪的词语，以及避免盛气凌人、高高在上的姿态。医患沟通形式和内容灵活掌握、不拘一格，如针对某一问题的沟通、针对诊疗方案的沟通、一对一面谈、集体沟通、谈话形式或书面沟通或电话沟通等。

笔者的工作经验是"先听后说"原则：听，让患者谈他自己对疾病状态的看法、想法、推理，以患者为主导，在这个过程中医生要有耐心，适当引导、纠偏，做良好的倾听者；说，首先表达出对患者的认可、同理心，并非同情心、怜悯、可怜之情；然后从专业角度讲医生的客观判断，越专业越好，最好古今中外旁征博引，用专业知识获得患者的尊敬和后续的依从性；邀请患者共同制订治疗方案，解释选择该方案的原因、治疗的目标及预后情况。

二、消化内科医生针对消化心身异常的治疗

作为非精神专科医生，消化内科医生处理伴随心身疾病的患者时需要注意分寸，做到既要挺身而出，又懂适当放手。当 GERD 患者仅伴随轻度的焦虑或抑郁，缺乏明显精神心理障碍表现，胃肠道常规药物治疗疗效不理想时，消化内科医生可以酌情给患者加用神经调节药物。如果患者同时具有 GERD 和心身问题，建议在精神心理科医生的指导下，应用神经调节药物。如果患者有显著心身障碍，消化系统症状可能是其躯体症状，此时的治疗过程需要以精神心理科医生为主导。

在临床上治疗伴 GERD 焦虑状态 / 抑郁状态时使用较广泛的药物可被粗略分为中药和西药两大类。

（一）中药

中医将焦虑、抑郁笼统称为郁证，由肝经循行不畅引起。郁证按照辨证可分为肝气郁结、气郁化火、痰气郁结、心脾两虚、心神失养。具有抗焦虑作用的单味中药约 20 种，如栀子、石菖蒲、厚朴、人参、中国林蛙卵油、香菜、酸枣仁、生姜、熟地黄、天麻、钩藤、刺五加、朱砂、罗布麻、当归、红景天、肉桂等。使用单味中药的抗焦虑效果还是有限的，临床上消化内科医生多应用中成药剂型。下文介绍郁证不同证型的临床表现和相应中成药种类。

1. 肝气郁结 表现为少腹、肋协胀痛胀满，痛无定处，经常叹气，脾胃表现为腹胀纳呆、呕吐、大便不调，月经不调，舌苔薄腻。采用疏肝解郁、和胃理气的中成药，如解郁安神颗粒、舒肝丸、越鞠丸、柴胡舒肝丸、沉香舒气丸、舒肝止痛丸。

（1）解郁安神颗粒：由柴胡、大枣、石菖蒲、姜半夏、炒白术、浮小麦、制远志、炙甘草、炒栀子、百合、胆南星、郁金、龙齿、炒酸枣仁、茯苓、当归组成。其具有疏肝解郁、安神定志功效，适用于情志不畅、肝郁气滞所致的失眠、心烦、焦虑、健忘、神经官能症、更年期综合征。一次 1 袋，一日 2 次，1 个月为 1 个疗程。

（2）舒肝丸：由川楝子、延胡索、白芍、片姜黄、木香、沉香、豆蔻仁、砂仁、厚朴、陈皮、枳壳、茯苓、朱砂组成。其具有舒肝和胃、理气止痛功效，适用于肝郁气滞、胸肋胀满、胃脘疼痛、嘈杂呕吐、嗳气反酸。因含朱砂不建议长期服药。

（3）越鞠丸：由香附、川芎、苍术、神曲、栀子组成。其具有解诸郁功效，适用于气郁引起的胸膈痞闷、腹胀痛、嗳气、反酸、恶心、呕吐、饮食不消、月经不调、痛经等。

（4）柴胡舒肝丸：由柴胡、青皮、陈皮、防风、木香、枳壳、乌药、香附、姜半夏、茯苓、桔梗、厚朴、紫苏梗、豆蔻、甘草、山楂、当归、黄芩、薄荷、槟榔、六神曲、大黄、白芍、三棱、莪术组成。其具有疏肝理气、消胀止痛功效，适用于肝气不舒、胸胁痞闷、食滞不消、恶心反酸。

（5）沉香舒气丸：由木香、砂仁、沉香、青皮（醋炙）、厚朴（姜炙）、香附（醋炙）、乌药、枳壳（去瓤麸炒）、草果仁、豆蔻、片姜黄、郁金、延胡索（醋炙）、五灵脂（醋炙）、柴胡、山楂（炒）、槟榔、甘草组成。其具有舒气化郁、和胃止痛功效，适用于肝郁气滞、肝胃不和引起的胃脘胀痛、两胁胀满疼痛或刺痛、烦躁易怒、恶心反酸、呃逆嗳气、倒饱嘈杂、不思饮食。

（6）舒肝止痛丸：由柴胡、当归、白芍、赤芍、白术（炒）、香附（醋制）、郁金、延胡索、川楝子、木香、半夏、黄芩、川芎、莱菔子组成。其具有疏肝理气、和胃止痛，适用于肝胃不和、肝气郁结、胸胁胀满、恶心反酸、脘腹疼痛。

2. 气郁化火　表现为烦躁易怒、口苦口干，"火"表现为头痛目赤、耳鸣、反酸、大便干结、舌红苔黄。采用疏肝解郁、清肝泻火的中成药，如逍遥丸、加味逍遥丸、丹栀逍遥丸、泻肝安神丸。逍遥丸为宋代《太平惠民和剂局方》所载，最初称为"逍遥散"，由柴胡、当归、白勺、白术、茯苓、薄荷、生姜、炙甘草组成，是中医治疗情志异常的经典名方。其具有疏肝健脾、养血调经的作用，用于肝气不舒、胸胁胀痛、头晕目眩、食欲减退、月经不调。加味逍遥丸是明朝《内科摘要》记载，去掉了生姜，将牡丹皮、山栀子加入到逍遥丸组方里而得名，加味逍遥丸的清热作用比逍遥丸强。丹栀逍遥丸出自现代医书《方剂学》，资历最轻，丹栀逍遥丸和加味逍遥丸的药物成分基本一样，是同一个组方的两个称呼，丹栀逍遥丸中牡丹皮和山栀子的量比加味逍遥丸中大，清热泻火凉血的作用更强，适于肝郁脾虚、化火生热的患者。

泻肝安神丸，由龙胆、黄芩、栀子、珍珠母、牡蛎、龙骨、柏子仁、酸枣仁、远志、当归、地黄、麦冬、蒺藜、茯苓、车前子、泽泻、甘草组成。其具有清肝泻火、重镇安神功效，适用于失眠、心烦、惊悸及神经衰弱。

3. 痰气郁结　肝郁症时更多的是无形痰，表现为胸闷、咽部异物感、舌白、苔白腻，针对这部分患者可采用行气开郁、化痰散结的舒肝平胃丸。舒肝平胃丸由姜厚朴、陈皮、麸炒枳壳、法半夏、苍术、炙甘草、焦槟榔组成。其具有舒肝和胃、化湿导滞的功效，适用于肝胃不和、湿浊中阻所致的胸胁胀满、胃脘痞塞疼痛、嘈杂嗳气、恶心反酸、大便不调。

对于心脾两虚、心神失常的郁证患者，心身问题表现比较突出，如多思善疑、心神不宁、精神恍惚、喜怒无常等，建议到精神心理科进行专业评估和治疗。

临床上常用的舒肝解郁胶囊，由贯叶金丝桃、刺五加组成。其具有疏肝解郁、健脾安神功效，适用于轻、中度单相抑郁症属肝郁脾虚证者，症见情绪低落、兴趣下迟滞、入睡困难、早醒、多梦、紧张不安、急躁易怒、食少纳呆、胸闷、疲乏无力、多汗、疼痛、舌苔白或腻，脉弦或细。舒肝解郁胶囊与盐酸氟西汀对轻、中度单相抑郁症的疗效相当。从中医辨证角度分析气郁化火患者使用疏肝解郁胶囊时适当加清热药物则效果更佳。

乌灵胶囊是发酵乌灵菌粉，为补益剂，具有补肾健脑、养心安神之功效。用于心肾不交所致的失眠、健忘、心烦心悸、神疲乏力、腰膝酸软、头晕耳鸣、少气懒言、脉细或沉无力、神经衰弱见上述证候者等。

（二）西药

GERD 合并消化心身患者可采用神经调节药物。神经调节药物主要作用于中枢神经系统，可降低内脏高敏感、减轻疼痛和不适感、缓解焦虑和抑郁情绪及改善睡眠，适用于伴有抑郁或焦虑症状的 GERD 患者。

神经调节药物的种类在下文中介绍。消化内科医生使用神经调节药物需要注意以下事项。①注意用药适应证，消化内科医生处理的范围，第一类是消化系统症状已经排除器质性疾病、常规消化系统药物治疗效果（疗程 4～8 周）不佳时；第二类是消化系统疾病合并存在消化心身问题。再次强调具有明显心理精神障碍的患者需要心理科、精神科医生的专业评估和治疗。②神经调节药物的剂量和疗程，从小剂量开始，即精神科用药剂量的 1/3～1/2，逐渐增量达最大效果。对于暂时的焦虑状态，用药见效即可（一般 2～4 周），后期类似症状发生时，可再次使用。③当单药治疗无效、发生不良反应或患者不耐受时，可以考虑联合治疗，可以是作用于中枢和外周神经系统的药物联合治疗，或者药物联合心理行为治疗。

三、精神心理科医生对 GERD 伴心理问题的处理

当消化内科医生经验性使用抗焦虑药物疗效不佳时，需建议患者到精神心理科做专业评估及治疗，精神心理科医生对于 SSRI、SNRI 等药物的适应证、不良反应更熟悉。在使用药物的基础上还可以采取认知行为疗法、肠道定向催眠疗法、正念冥想等，这些对于改善心理状态也具有积极作用。下面分别介绍各类型神经调节药物。

1. 三环类抗抑郁药（tricyclic antidepressant，TCA） 代表药物有阿米替林、丙咪嗪，是 5- 羟色胺（5-hydroxy tryptamine，5-HT）和去甲肾上腺素再摄取抑制剂的组合，但由于其不良反应较多，目前在临床上应用较少。

2. 选择性 5- 羟色胺再摄取抑制剂（selective serotonin reuptake inhibitor，SSRI） 代表药物有氟西汀、帕罗西汀、舍曲林、西酞普兰、氟伏沙明，可选择性抑制 5-HT 转运体，阻断突触前膜对 5-HT 的再摄取，延长和增加 5-HT 作用，无去甲肾上腺素能作用，适用于 GERD 伴明确焦虑或抑郁的患者，对慢性疼痛症状无良好的治疗作用。

（1）氟西汀：用于治疗伴有焦虑的各种抑郁症，尤其适用于老年抑郁症。治疗抑郁症初始剂量为每天 20mg，起效慢，一般 4 周显效。因为氟西汀具有增加儿童、青少年和年轻成年人的自杀意念和行为的风险，而对老年人群此风险是较低的。氟西汀不良反应较轻，用药耐受性较好，常见不良反应有失眠、恶心、易激动、头痛、运动性焦虑、精神紧张、心动过速、皮疹等。

使用注意事项：①有癫痫病史、双相情感障碍病史、急性心脏病、出血倾向、自杀情绪、儿童、孕妇及哺乳期妇女慎用氟西汀；SSRI、SNRI 均有增加出血风险，尤其是与阿司匹林、华法林和其他抗凝药合用时。②药物联合反应，氟西汀与降糖药联合可降低血糖，导致低血糖。氟西汀与西沙必利、硫利达嗪、匹莫齐特、特非那定合用，可能引起心脏毒性，导致 QT 间期延长、心脏停搏等。与地高辛合用会增加其血药浓度，增加洋地黄中毒风险。与其他 5-HT 活性药物锂盐、色氨酸、曲马多、曲普坦类药物、圣约翰草、SNRI 和 TCA 合用，可能会导致 5-HT

能神经活性亢进，出现 5-HT 综合征。③用药期间，需监测肝功能、肾功能、血糖、血常规、心电图。停药需缓慢减药，不宜突然停药。

（2）帕罗西汀：用于治疗各种类型的抑郁症，包括伴有焦虑的抑郁症及反应性抑郁症、强迫性神经症、惊恐障碍、社交恐惧症、创伤后应激障碍。还可用于月经前焦虑障碍、广泛性焦虑障碍、更年期中重度血管舒缩症。治疗抑郁症的起始剂量为每天 20mg。帕罗西汀具有增加混合型 / 躁狂发作的可能性，使用前应筛查是否存在双相情感障碍。帕罗西汀同样具有增加儿童、青少年和年轻成年人的自杀意念和行为的风险，用药期间需监测。帕罗西汀常见不良反应有胆固醇水平升高、食欲减退、体重增加、失眠和兴奋、嗜睡、眩晕、震颤、高血压、心动过速、恶心、呕吐、便秘等。老年人使用过程中可能出现低钠血症。帕罗西汀与其他抗抑郁药物合用可能具有增加患者产生自杀意念及自杀行为的风险，或可能发生 5-HT 综合征。

使用注意事项：①有躁狂史、癫痫病史、双相情感障碍病史、血流动力学异常的疾病、出血倾向、闭角型青光眼、自杀情绪、严重肝肾功能损伤，孕妇及哺乳期妇女慎用帕罗西汀。帕罗西汀未被批准用于 18 岁以下儿童。②药物联合反应：帕罗西汀与单胺氧化酶抑制剂合用会出现不安、震颤、精神错乱等不良反应，严重时致死，因此在停用帕罗西汀 14 天禁用单胺氧化酶抑制剂。使用利奈唑胺或静脉给予亚甲蓝时，禁用帕罗西汀。因影响他莫昔芬代谢，应避免合用。与西沙必利、匹莫齐特等合用，会引起心脏毒性，导致 QT 间期延长、心脏停搏等。与硫利达嗪合用会导致严重的室性心律不齐。与其他 5-HT 能药物合用可能引起 5-HT 综合征。与 CYP2D6 底物（去甲替林、阿米替林、氟西汀、普萘洛尔、美托洛尔、文拉法辛、舍曲林等）、Ic 类抗心律失常药物（普罗帕酮、恩卡尼）、CYP2D6 抑制药合用应谨慎。③连续服药 2 周达到稳态，用药期间监测肝功能、肾功能、电解质、血糖、心电图，停药需缓慢减量。

（3）舍曲林：用于治疗抑郁症、强迫症，以及创伤后应激障碍、经前期紧张症、社交焦虑障碍。舍曲林与氟西汀、帕罗西汀都是 SSRI 药物，因此其使用适应证、不良反应和用药注意事项基本相同。需要注意的是舍曲林与锂盐合用可能出现震颤症状，与乙醇合用可能增加精神和运动技能损害的危险性，应慎合用，服药期间不适宜饮酒。治疗抑郁的初始剂量为每天 50mg。服用 SSRI 药物期间患者会乏力、警觉性下降，因此不要从事驾驶及具有潜在危险性的机械操作。

（4）西酞普兰或草酸艾司西酞普兰片：用于治疗抑郁障碍、惊恐障碍、焦虑障碍。抑郁症初始剂量为每天 10mg，一般 2 ～ 4 周可获得抗抑郁疗效。对于老年人、轻度肝功能降低的患者初始剂量为每天 5mg。同其他 SSRI 药物一样，其不良反应多发生在开始治疗的第 1 ～ 2 周，持续治疗后不良反应的严重程度和发生率会降低。一些惊恐障碍患者在接受抗抑郁药物治疗初期，可能会加重焦虑症状，这种矛盾性焦虑反应通常会在之后的 2 周内逐渐减轻，降低起始剂量可以减少药物的致焦虑效应，各类 SSRI 药物都存在这种致焦虑效应。

（5）氟伏沙明：优点在于无兴奋或镇静作用，无抗胆碱、抗组胺作用，不影响单胺氧化酶活性，对心血管系统无影响，不引起直立性低血压。但与西沙必利、奎尼丁合用会增加心脏毒性，且会增加丁螺环酮水平和代谢产物活性。服药期间避免吸烟、饮酒。其余不良反应、药物合用注意事项等基本与其他 SSRI 药物相同。

3. 5- 羟色胺与去甲肾上腺素再摄取抑制剂（serotonin and noradrenaline reuptake inhibitor，SNRI） 代表药物有文拉法辛、度洛西汀、米那普仑，通过 5-HT 和去甲肾上腺素能起作用。该药比 TCA 不良反应少，临床应用不限于焦虑 / 抑郁，比较适合治疗伴随慢性疼痛不适的 GERD 患者。文拉法辛在低剂量治疗时以 5- 羟色胺能作用占主导，较大剂量（225mg/d）时才能达到去甲肾上腺素能的镇痛作用。但也有研究显示 75mg 小剂量对年轻患者功能性胸痛也有治疗作用。度洛西汀对 5- 羟色胺转运体和去甲肾上腺素能转运体有很强且相同的亲和力，即使在低剂量时也能发挥作用。

4. 去甲肾上腺素和特异性 5- 羟色胺受体拮抗剂（noradrenaline and specific serotonin receptor antagonist，NASSA） 代表药物有米氮平和米安色林。NASSA 可增强中枢去甲肾上腺素和 5- 羟色胺的活性，可改善恶心、疼痛、腹泻症状。米氮平可促进食欲和体重增加，特别适合于消化不良、慢性恶心呕吐、体重减轻的患者，每天 15 ～ 45mg，睡前服用可避免米氮平的镇静作用影响白天的日常生活和工作。对米氮平镇静过度或应答不完全的患者可以选择奥氮平，每天 2.5 ～ 20mg。

5. 非典型抗精神病药物 奥氮平为新型神经安定药，能与多巴胺受体、5-HT 受体和胆碱能受体结合，并具有拮抗作用。适用于精神分裂症和其他有严重阳性症状和（或）阴性症状的精神病的急性期和维持治疗；亦可缓解精神分裂症及相关疾病常见的继发性情感症状。拮抗 D2 受体与治疗精神分裂症的阳性症状有关；拮抗 5-HT2A 受体与治疗精神分裂症的阴性症状有关。不同于氯氮平，奥氮平不会发生粒性白细胞缺乏症，无迟发性障碍和严重的精神抑制症状产生。口服起始剂量、治疗剂量和维持剂量一般为每天 10mg，有效范围为每天 5 ～ 20mg。老年患者起始剂量为每天 5mg，严重肾功能损害或中度肝功能损害患者，起始剂量亦为每天 5mg，口服吸收良好，食物对其吸收速率无影响，口服后 5 ～ 8 小时可达到血浆峰浓度。主要由肝代谢，约 75% 的奥氮平以代谢物的形式从尿中排出。常见的不良反应有嗜睡和体重增加，可引起泌乳素增加，但与剂量无关。少见不良反应有头晕、头痛、口干、便秘、外周水肿、直立性低血压、迟发性锥体外系运动障碍（包括帕金森综合征）、肝转氨酶一过性增高等。

6. 5- 羟色胺 1A 受体激动剂 代表药物有丁螺环酮和坦度螺酮。其作用于中枢杏仁核的 5- 羟色胺 1A 受体，尤其适用于各种慢性疾病合并焦虑状态，具有不良反应相对少、不产生依赖性、无撤药反应等优点。

（1）丁螺环酮：用于治疗广泛性焦虑，作用出现较慢，2 ～ 4 周起效，对惊恐发作无效。在脑中侧缝际区与 5-HT 受体高度结合，具有激动 5- 羟色胺 1A 受体作用，可增加蓝斑区去甲肾上腺素细胞放电，不会损害精神运动和认知功能。对 D2 受体有中度亲和力，可能通过 D2 受体间接影响其他神经递质在中枢神经系统的传递。无镇静、催眠、中枢性肌肉松弛和抗惊厥作用，未发现药物依赖性。初始剂量每次 5mg，每天 2 ～ 3 次，常用治疗剂量每天 20 ～ 40mg。药物不良反应较少，可能有恶心、头晕、目眩、耳鸣、头痛、神经过敏、兴奋、咽喉痛、鼻塞等。用药期间监测肝功能、肾功能、血常规，避免与 SSRI 药物合用，服药期间避免饮酒。

（2）坦度螺酮：用于各种神经症所致的焦虑状态，如广泛性焦虑症，以及原发性高血压、消化性溃疡等躯体疾病伴发的焦虑状态。成年患者应用枸橼酸坦度螺酮片的剂量为每次 10mg 口服，每天 3 次；老年、少年患者应从每次 5mg 口服，每天 3 次开始。需要迅速控制焦虑状态时可以合用苯二氮䓬类药物 1 ～ 2 周，逐步减量苯二氮䓬类药物直至停药。需要迅速控制抑郁状态时可以合用 SSRI、SNRI。可能的不良反应有嗜睡、步态蹒跚、恶心、倦怠感、情绪不佳、食欲下降、转氨酶升高。

7. 氟哌噻吨美利曲辛片（黛力新）　用于轻、中度抑郁和焦虑，也适用于神经衰弱、心因性抑郁、抑郁性神经官能症、隐匿性抑郁、心身疾病伴焦虑和情感淡漠、更年期抑郁、嗜酒及药瘾者的焦躁不安及抑郁。每片含氟哌噻吨 0.5mg 和美利曲辛 10mg。成人通常每天 2 片，早晨及中午各 1 片，严重病例早晨的用量可加至 2 片，每天最大用量为 4 片。老年患者早晨服 1 片即可。维持量通常每天 1 片，早晨口服。妊娠、哺乳期妇女及儿童不推荐使用本药。对于失眠或严重不安的病例，建议减少服药量或在急性期加服轻度镇静剂。推荐剂量下不良反应较少，为一过性不安和失眠。

用药注意事项：①不推荐用于心肌梗死的恢复早期、各种程度的心脏传导阻滞或心律失常及冠状动脉缺血、未经治疗的闭角型青光眼。器质性脑损伤、惊厥抽搐、尿潴留、甲状腺功能亢进、帕金森综合征、重症肌无力、肝疾病晚期、心血管及其他循环系统疾病。本药影响胰岛素水平和糖耐量，因此糖尿病患者使用时需密切监测血糖。长期治疗可能会发生不可逆的迟发性运动障碍。②药物合用注意事项，禁止与单胺氧化酶抑制剂同时使用，联合使用可能导致 5-HT 综合征，包括发热、肌阵挛、僵硬、震颤、兴奋、慌乱、意识模糊及自主神经系统功能紊乱（即循环障碍）等症状。③服药期间需定期检查血常规、肝功能、血糖、心理和神经状态。

8. 阿戈美拉汀　为褪黑素类似物，是褪黑素受体激动剂、5- 羟色胺 2C 受体拮抗剂。动物试验与临床研究表明该药有抗抑郁、抗焦虑、调整睡眠节律及调节生物钟作用，同时其不良反应少，对性功能无不良影响，也未见撤药反应。目前用于治疗成人抑郁症。推荐剂量为 25mg，每天 1 次，睡前口服。如果治疗 2 周后症状没有改善，可增加剂量至 50mg，每天 1 次，即每次 2 片，睡前服用。阿戈美拉汀常见不良反应有头痛、头晕、嗜睡、失眠、焦虑、梦境异常痛、恶心、腹泻、便秘、腹痛、呕吐、转氨酶升高、背痛、疲劳、体重增加等。

使用注意事项：①乙肝病毒携带者／患者、丙肝病毒携带者／患者、肝功能损害患者或转氨酶升高超过正常上限者禁用。妊娠及哺乳期妇女、儿童、18岁以下青少年、75岁以上老年人不建议使用。双相情感障碍、躁狂患者慎用。②禁止或谨慎与强效 CYP1A2 抑制剂（如氟伏沙明、环丙沙星、普萘洛尔、雌激素）合用，不可与酒精同时使用。③服药开始前及服药期间定期检查肝功能。

综上所述，GERD 症状发生与精神心理因素具有密切相关性，GERD 患者在长期诊疗过程中也容易发生焦虑、抑郁等心理问题。针对心理问题的治疗有助于缓解 GERD 临床症状、提升患者就医满意度、提升医生治疗成就感。医患充分沟通，中药抗焦虑、神经调解药物及各种心理行为治疗是解决 GERD 伴心身问题的有效方法，在临床中需要根据患者实际情况选择合适的治疗方法。

（姚　洁　年媛媛）

第七节　食管外反流症状的治疗

GERD 定义为由胃内容物反流引起不适症状和（或）并发症的一种疾病，根据临床表现分为食管综合征和食管外综合征，GERD 食管外综合征是由咽喉反流引起的，也称食管外反流，是指胃内容物反流至 UES 以上部位（包括鼻腔、口腔、咽、喉、气管、肺等）所造成的不适症状、体征或并发症。明确与反流相关的症状有反流性咳嗽、反流性喉炎、反流性哮喘、反流性牙蚀症；可能与反流相关的症状有咽炎、鼻窦炎、特发性肺纤维化、反复中耳炎。

根据《咽喉反流性疾病诊断与治疗专家共识》（2022年，修订版），咽喉反流性疾病的治疗方法有一般治疗、内科治疗、抗反流手术治疗。

一般治疗主要是改变不良生活方式和饮食习惯，详见本章的第一节内容。内科治疗中主要是抑酸治疗，首选 PPI 或 P-CAB，其他药物包括 H_2 受体阻滞剂、促胃肠动力药、胃黏膜保护剂。PPI 推荐的治疗方案是 PPI 标准剂量，每天 2 次，饭前 30～60 分钟服用，症状消失后逐渐减量至停药。用于诊断性治疗的患者，建议 PPI 至少应用 8 周，8 周后评估治疗效果，有效者可以确诊并继续用药，无效者建议行 24 小时咽喉食管 pH 监测，进一步明确诊断或除外诊断。对药物疗效不佳者，关注患者用药依从性，优化 PPI 使用。P-CAB 的使用参照说明书进行，P-CAB 每天一次服用，不受食物影响，因此服药时间没有具体要求。H_2 受体阻滞剂不作为首选药物，可用于不耐受或不适合 PPI 治疗的患者。存在 PPI 夜间酸突破的患者可在睡前加用一次 H_2 受体阻滞剂。

对于药物治疗效果不佳或不能耐受药物的 GERD 患者，可以考虑抗反流手术治疗。抗反流手术分为内镜下抗反流手术和外科抗反流手术，根据患者的贲门阀瓣级别、是否存在裂孔疝等因素选择合适的抗反流手术，手术方法详见本章的第三节、第四节。

（秦　龙）

第八节　难治性胃食管反流病的发病机制与治疗

难治性胃食管反流病（rGERD）的定义目前尚未统一，国际上多以双倍 PPI 治疗后反流和（或）烧心症状无明显改善作为标准。"rGERD"一词最早出现在 1990 年，1991 年首次对 rGERD 进行定义，此次定义可理解为难以用 H_2RA（以雷尼替丁为代表）治疗的 GERD，经 8 周的 H_2RA 治疗无效或仍有持续性反流症状，以及需要继续治疗并增加 H_2RA 剂量，同时配合使用促胃动力药或奥美拉唑的患者。1992 年随着奥美拉唑为代表的 PPI 的广泛应用，出现了难以用 PPI 治疗的 GERD。1999 年首次提出了 PPI 难治性 GERD。此后提到的 rGERD 基本都是 PPI 难治性 GERD。

2013 年美国胃肠病学会发布的《胃食管反流病诊断和处理指南》认为，每天 2 次服用标准剂量的 PPI，连续治疗 12 周（或 8 周），症状改善率 < 50% 即可定义为 rGERD。2014 年《中国胃食管反流病专家共识意见》推荐将 rGERD 定义为，采用双倍剂量 PPI 治疗 8 ～ 12 周

后，烧心和（或）反流等症状无明显改善。2016 年胃食管反流病处置流程的亚太共识中关于难治性胃食管反流病和巴雷特食管的内容更新提出，对至少 8 周标准剂量的 PPI 治疗无效的患者称为 rGERD。目前学者对 rGERD 定义的主要差别在于服用 PPI 的剂量和时间。

一、rGERD 的发病机制

rGERD 主要的发病机制有患者服药依从性欠佳、药物抑酸不充分、非酸反流、食管高敏感、精神心理因素、食管功能性疾病。

47% 的 GERD 患者的服药依从性比较低，主要表现为不恰当的服药时间、剂量和次数等。

药物抑酸不充分的原因：①服用 PPI 剂量不足，患者的情况各有不同，不能用统一标准进行统一治疗。对于 PPI 治疗的目标剂量没有统一的标准，部分双倍剂量 PPI 也不能达到有效的抑酸效果。②服药时间不当，PPI 最佳服用时间为餐前 30 ～ 60 分钟，最好为早餐前。PPI 的临床应用指导原则中提到，服药时间影响其药代动力学和抑制胃酸分泌的效果。晨起服用奥美拉唑（20mg），胃内 pH > 3 的时间约为 14 小时，而在夜间服用同样剂量的奥美拉唑，胃内 pH > 3 的时间只有 9 小时。另外，服用 PPI 时如口服果汁、饮料等酸性溶液，则会使药物降解，影响药效。③夜间酸突破（NAB），指在标准 PPI 治疗期间，夜间（22：00 ～ 06：00）胃内 pH < 4 的总时间超过 60 分钟。NAB 在双倍剂量抑酸治疗下发生率为 80%。NAB 可能与夜间食管蠕动和唾液分泌减少、夜间迷走神经张力增高、夜间壁细胞质子泵处于静息状态及质子泵更新可能逃逸 PPI 作用、组胺释放相关。④ PPI 代谢差异，除了雷贝拉唑通过非酶代谢不依赖 CYP2C19 外，多数 PPI 通过 CYP2C19 代谢。CYP2C19 基因多态性被认为是影响 PPI 血药浓度的重要因素，快代谢基因型对 PPI 清除率高，更易出现 rGERD。亚洲人中 PPI 快代谢基因型更为多见，常导致 PPI 血药浓度不足而造成酸抑制不充分。

约 50% 的 NERD 患者的酸反流在正常生理范围内，其中一部分患者症状的产生由非酸刺激引起。非酸反流包括弱酸反流和弱碱反流，当 GERD 患者持续抑酸治疗不能达到有效应答时需注意是否存在弱酸反流、弱碱反流。因为持续抑酸治疗并不能减少反流事件发生，酸反流可能转为弱酸、弱碱反流。

由于中枢或外周食管神经元功能异常导致食管对各种刺激的感觉功能异常，称为食管高敏感，临床上表现为感觉异常或感觉过敏。食管高敏感患者无非特异性胃肠道动力异常表现。抗食管阻抗的基线水平可以区分功能性烧心和食管高敏感性，食管高敏性的阻抗基线更低。rGERD中大约30%是食管功能性疾病，包括功能性烧心、非心源性胸痛。

精神心理因素参与GERD症状产生，反之，GERD慢性反复发作的病程及rGERD应答不佳会更促进患者出现精神心理问题，两者呈相互促进的作用。

GERD患者人群以中老年居多，87%的GERD患者存在2种及以上的合并疾病。高血压、心脏病、血脂异常、肥胖、糖尿病、关节炎、食管裂孔疝等疾病及其相应的治疗药物，如钙通道阻滞剂、β受体阻滞剂和非甾体抗炎药，可能影响PPI代谢、LES压力、胃排空，从而促进rGERD的发生。

rGERD患者中4%～8%的由嗜酸性粒细胞性食管炎导致。30%的嗜酸性粒细胞性食管炎患者有反流和烧心的症状，可能是由于食管嗜酸性粒细胞增多增加食管高敏感性，继发产生反流症状，当然也可能是嗜酸性粒细胞性食管炎和rGERD重叠出现，部分嗜酸性粒细胞性食管炎患者对PPI具有一定应答。

针对rGERD患者，建议逐一排除可能的影响因素和机制，必要时进行食管反流监测。对rGERD患者反流监测模式建议采取ON-PPI，其监测结果一般有如下几种表现。

（1）病理性酸反流：提示PPI抑酸效果不佳。

（2）病理性弱酸反流或弱碱反流：此时说明PPI抑酸作用充分，存在非酸反流，需要补充相应药物，无须加强抑酸药物。

（3）生理性反流，但患者症状与反流具有相关性：说明患者存在食管高敏感。

（4）生理性反流，但患者症状与反流无相关性：此时需要考虑患者是否存在食管功能性疾病（功能性烧心、功能性胸痛等），以及其他器质性疾病。

二、rGERD 治疗

rGERD 治疗目标是缓解症状、促进黏膜愈合、维持缓解期、预防复发和并发症。

1. 调整生活方式 不良生活方式是 rGERD 的重要诱因，生活方式的调整是治疗 rGERD 的第一步。减重、戒酒有利于控制反流相关症状，戒烟的有效性则尚不明确。另外一项参与人数高达 29 610 例的前瞻性研究表明，减重不仅有利于控制反流相关症状，还有助于提高抗反流药物的有效性。此外，饮食调整在 GERD 管理上也起着重要作用，已知某些食物（如柑橘、酒、碳酸饮料）可以诱发或加剧反流症状，脂肪、油炸食品和饮料等会触发反流，此外通过遵循特定膳食可以减轻反流症状。对夜间反流明显者，抬高床头是减轻食管酸暴露的有效手段。

2. 药物治疗

（1）优化 PPI 治疗：PPI 目前仍然是 rGERD 患者的主要及首选治疗药物。抑酸治疗主要是针对反流监测提示存在酸暴露异常的 rGERD 患者。抑酸类药物可以通过抑制胃酸分泌来降低反流物的酸度，减少其对食管黏膜的刺激，治疗中要调查患者用药依从性，并优化剂量和给药方式。PPI 剂量加倍、更换不同种类 PPI 及联合其他类型药物可能是提高疗效的重要途径。此外，CYP2C19 基因多态性被认为是影响 PPI 血药浓度的重要因素，快代谢基因型对 PPI 清除率高，常导致 PPI 血药浓度不高而抑酸不充分，更易发展为 rGERD，并且不同类型 PPI 受CYP2C19 影响程度也不尽相同。在兰索拉唑、奥美拉唑及雷贝拉唑三种药物中，基因多态性对雷贝拉唑影响最小，也有研究表明在快代谢基因型患者中，每天 2 次服用埃索美拉唑，较其他 PPI（兰索拉唑、奥美拉唑和雷贝拉唑）能获得更充分的酸抑制。虽然药代动力学对 PPI 的代谢有一定影响，但临床上 PPI 的选择还是要充分考虑价格、给药方便性、临床疗效、不良反应等多重因素。在预期的治疗效果方面，不同 PPI 类型之间的疗效差异可以忽略不计。

（2）减少夜间酸突破：夜间酸突破患者在每天 2 次 PPI 治疗的基础上可加用 H₂RA 类药物在睡前口服，能够使夜间反流症状得到改善，睡眠所受干扰减少。但由于其快速的抗药性，仅短期使用有效。规律治疗5～28天后应采取间歇性治疗。

（3）P-CAB：是一类新型的酸抑制剂，其抑制质子泵功能的机制与PPI不同。P-CAB通过与H^+-K^+-ATP酶的钾结合位点竞争结合而可逆地抑制质子泵。与PPI相比，P-CAB被迅速吸收、起效更快、抑酸效果更好且不受CYP2C19基因型影响。

（4）促动力剂：对于GERD患者来说，促胃肠动力药是一种"对因"的治疗选择。促动力剂（如多潘立酮、莫沙必利、伊托必利等）可用于rGERD的治疗。研究显示，促动力剂能增加LES压力、促进胃排空、刺激食管蠕动、增强食管收缩幅度及改善食管清除能力，如莫沙必利可提高PPI对GERD伴有食管蠕动功能障碍患者的疗效。兰索拉唑联合伊托必利比单用兰索拉唑更能改善咽喉反流人群的反流事件癔球症。

（5）反流抑制剂：目前临床上应用的抗tLESR药物并不多，其中具有代表性的是巴氯芬。tLESR是GERD治疗的潜在标靶，γ-氨基丁酸β受体激动剂巴氯芬可通过增加LES基础压、加速胃排空、降低tLESR的发生率来减少24小时反流事件，明显改善PPI治疗无效的反流症状，但因其能通过血脑屏障，引起嗜睡、恶心、癫痫发作阈值的降低等中枢神经系统不良反应，临床应用受到一定限制。

巴氯芬虽然可以减少反流事件的数量，但它也降低了食管二次蠕动的频率和启动，这反过来又可能反常地增加反流物与食管黏膜的接触时间，因此该药并不作为GERD常规治疗药物。

近期研究还发现海藻酸盐可抑制酸袋形成，减少酸反流。海藻酸盐是一种多糖类聚合物，作用机制主要是通过与酸袋中的胃酸结合，并在数分钟内即可形成一种中性的黏稠凝胶，这种屏障状凝胶可防止反流发生。

（6）抗酸药：抗酸药仅起到中和胃酸或胆汁的作用，对胃酸分泌无影响，短期使用可快速改善反流、烧心症状。常用抗酸药包括铝碳酸镁、硫糖铝、胶体铋剂、瑞巴派特、前列腺素E等。

（7）神经调节剂：对于GERD经常规药物治疗效果欠佳、GERD伴焦虑、食管高敏感、功能性烧心、非心源性胸痛患者，排除器质性疾病后，可酌情使用神经调节药物。具体使用方法见本章第六节。

3. 内镜及手术治疗　rGERD 并存在贲门松弛、食管裂孔疝的患者，单纯药物治疗可能效果欠佳或需要长期服药以缓解症状，此时可考虑行内镜或外科抗反流手术治疗。抗反流手术治疗的操作相对简单、并发症少，其疗效取决于术前充分评估、选择合适的术式。内镜抗反流手术适用于轻度贲门松弛（如贲门阀瓣Ⅱ型），当存在明显的裂孔疝时，内镜手术治疗效果欠佳，需行外科抗反流治疗。虽然建议术前行高分辨率测压评估抗反流屏障功能，但对于 LES 压力降低到什么程度推荐内镜治疗或外科手术治疗，目前没有统一的规定。

综上所述，rGERD 患者的治疗前提在于准确分析患者难治性症状存在的原因，然后进行个体化处理和治疗。

（刘　畅　孟旨毅　周　怡）

参 考 文 献

陈君千，林晓丰，郑欢，等，2021. 中药沐足治疗非糜烂性胃食管反流病伴焦虑状态的临床研究. 世界中西医结合杂志，16（10）：1865-1868.

陈旻湖，杨云生，唐承薇，2019. 消化病学. 北京：人民卫生出版社.

陈胜良，2018. 消化科应用中枢神经药物应有本专科特色的理论和实践探索. 中华消化杂志，38（9）：583-586.

高慧敏，张明萍，段恒，2021. 反流性食管炎中医治疗研究进展. 中医临床研究，13（15）：46-48.

郭义，方剑乔，2012. 实验针灸学. 3 版. 北京：中国中医药出版社.

何金杰，程能能，2019. 钾离子竞争性酸阻断剂——伏诺拉生. 中国临床药学杂志，28（3）：219-222.

胡志伟，汪忠镐，吴继敏，等，2014. 胃食管反流病合并食管裂孔疝及哮喘症状的腹腔镜外科治疗. 中华疝和腹壁外科杂志（电子版），8（5）：396-402.

黄建春，熊荣华，张丹璇，等，2020. "升阳益胃"穴位埋线疗法治疗肝胃不和型胃食管反流病的临床研究. 中国医药科学，10（9）：16-19.

贾剑南，唐艳萍，刘茜，2019. 难治性胃食管反流病的成因分析及处置方法比较研究. 吉林医学，40（11）：2646-2649.

李春颖，2020. 胃食管反流病的中医诊疗研究进展. 临床医学研究与实践，5（28）：190-192.

李浩，魏良洲，2019. 抗抑郁药治疗难治性胃食管反流病的研究进展. 中华消化杂志，39（11）：791-792.

李嘉萍，李敏，王坤，2019. 穴位埋线配合灸法治疗慢性萎缩性胃炎临床研究. 山东中医杂志，38（10）：933-937.

李军祥，陈誩，李岩，2018. 胃食管反流病中西医结合诊疗共识意见（2017 年）. 中国中西医结合消化杂志，4（3）：221-226，232.

李晓娟，赵燕，徐文红，2011. 饮食及生活方式干预对老年胃食管反流病患者的影响. 西部中医药，（7）：99-100.

李永红，张万龙，曹国强，等，2017. 火针联合针刺治疗肝胃郁热型胃食管反流病疗效观察. 北京中医药，36（5）：387-390.

刘劲松，2016. 难治性胃食管反流病. 中华消化杂志，2（5）：289-291.

刘晓华，2017. 针刺机理及其哲学基础. 世界中西医结合杂志，12（6）：744-748.

陆清，雷甜甜，王一岚，等，2017. 难治性胃食管反流疾病的发病机制和治疗进展. 四川医学，38（10）：1212-1216.

年媛媛，王学勤，孟宪梅，等，2015. 体质量指数对胃食管反流病患者胃食管反流的影响. 国际消化病杂志，35（5）：363-365.

宋庆增，谢胜，戴文杰，等，2020. 督脉经针刺及穴位埋线治疗胃食管反流病的 Meta 分析. 中国中医基础医学杂志，6（7）：959-962.

宋明伟，2013. 饮食和精神因素与胃食管反流病患者症状、营养状态的关系研究. 天津：天津医科大学.

苏福增，张成，克力木，等，2016. 腹腔镜 Nissen、Toupet 和 Dor 胃底折叠术治疗食管裂孔疝合并胃食管反流病的疗效对比分析. 中华胃肠外科杂志，19（9）：1014-1020.

孙菁，袁耀宗，2019. 胃食管反流病药物治疗：新型抑酸药物进展. 中华消化杂志，39（10）：718-720.

王高峰，朱生樑，2011. 难治性胃食管反流病的诊断及治疗进展. 实用医学杂志，27（9）：1517-1520.

王学勤，年媛媛，古巧燕，等，2017. GERD 患者夜间反流特点及相关因素对其的影响. 胃肠病学，22（10）：610-615.

王莹，彭伟，2016. 针刺配合热敏灸治疗胃食管反流病 50 例. 河南中医，36（2）：346-347.

吴冬，彭涛，荣培晶，等，2021. 耳甲电针治疗反流性食管炎疗效观察. 北京中医药，40（7）：690-694.

吴欢，柯美云，2009. 改变不良生活方式和饮食习惯在胃食管反流病治疗中的作用. 胃肠病学，14（8）：449-452.

徐洪远，朱晨柳，梁雪，2021. 中医药治疗胃食管反流病的研究进展. 辽宁中医药大学学报，23（10）：186-189.

杨慧琪，秦明放，2006. 腹腔镜 Nissen 与 Toupet 胃底折叠术治疗胃食管反流性疾病的临床分析. 中国实用外科杂志，26（9）：673-675.

于千惠，李丽红，卢南微，等，2020. 穴位埋线联合艾灸对溃疡性结肠炎大鼠结肠黏膜的抗炎修复作用. 针刺研究，45（4）：305-309.

袁玲芝，唐丹，彭进，等，2017. 针对胃食管反流病患者不良生活习惯的调查研究. 中南大学学报（医学版），42（5）：558-564.

中国医师协会消化医师分会胃食管反流病专业委员会，中华医学会消化内镜学分会食管疾病协作组，2021. 2020 年中国胃食管反流病内镜治疗专家共识. 中华消化内镜杂志，38（1）：1-12.

中华医学会，2019. 胃食管反流病基层诊疗指南（2019 年）. 中华全科医师杂志，18（7）：635-641.

中华医学会消化病学分会，2020. 2020 年中国胃食管反流病专家共识. 中华消化杂志，6（10）：649-663.

中华中医药学会脾胃病分会，2017. 胃食管反流病中医诊疗专家共识意见（2017）. 中国中西医结合消化杂志，3（5）：321-326.

Barthet M，2019. Anti-reflux mucosectomy with band ligation in the treatment of refractory gastroesophageal reflux disease. Endoscopy，51（8）：E215-E216.

Choi JM，Yang JI，Kang SJ，et al，2018. Association between anxiety and depression and gastroesophageal reflux disease：results from a large cross-sectional study. J Neurogastroenterol Motil，24（4）：593-602.

Clarke JO，Fernandez-Becker NQ，Regalia KA，et al，2018. Baclofen and gastroesophageal reflux disease：seeing the forest through the trees. Clin Transl Gastroenterol，9（3）：137.

Dunbar KB，Agoston AT，Odze RD，et al，2016. Association of acute gastroesophageal reflux disease with esophageal histologic changes. JAMA，315（19）：2104-2112.

Galindo G，Vassalle J，Marcus SN，et al，2013. Multimodality evaluation of patients with gastroesophageal reflux disease symptoms who have failed empiric proton pump inhibitor therapy. Dis Esophagus，26（5）：443-450.

Grossi L，Cappello G，Marzio L，2006. Effect of an acute intraluminal administration of capsaicin on oesophageal motor pattern in GORD patients with ineffective oesophageal motility. Neurogastroenterol Motil，18（8）：632-636.

Hu HQ，Li HK，Xiong Y，et al，2018. Peroral endoscopic cardial constriction in gastroesophageal reflux disease. Medicine（Baltimore），97（15）：e0169.

Jarosz M，Taraszewska A，2014. Risk factors for gastroesophageal reflux disease：the role of diet. Prz Gastroenterol，9（5）：297-301.

Jiang W，Chen G，Dong C，et al，2022. The safety and efficacy of peroral endoscopic cardial constriction in gastroesophageal reflux disease. Scand J Gastroenterol，57（7）：878-883.

Khan BA，Sodhi JS，Zargar S，et al，2012. Effect of bed head elevation during sleep in symptomatic patients of nocturnal gastroesophageal reflux. J Gastroenterol Hepatol，27（6）：1078-1082.

Li G，Jiang N，Chendaer N，et al，2023. Laparoscopic nissen versus toupet fundoplication for short- and long-term treatment of gastroesophageal reflux disease：a meta-analysis and systematic review. Surg Innov，30（6）：745-757.

Li X，Zhang XB，Hu HQ，et al，2017. Effect and safety of peroral endoscopic cardial constriction for gastroesophageal reflux disease. Chin Med J（Engl），130（14）：1749-1750.

Li ZT，Ji F，Han XW，et al，2021. Endoscopic cardial constriction with band ligation in the treatment of refractory gastroesophageal reflux disease：a preliminary feasibility study. Surg Endosc，35（7）：4035-4041.

Ma L，Li T，Liu G，et al，2020. Stretta radiofrequency treatment vs Toupet fundoplication for gastroesophageal reflux disease：a comparative study. BMC Gastroenterol，20（1）：162.

McCarty TR，Jirapinyo P，James LP，et al，2022. Transoral incisionless fundoplication is cost-effective for treatment of gastroesophageal reflux disease. Endosc Int Open，10（7）：E923-E932.

Nam SY，Park BJ，Cho YA，et al，2017. Different effects of dietary factors on reflux esophagitis and non-erosive reflux disease in 11，690 Korean subjects. J Gastroenterol，52（7）：818-829.

Nian YY，Meng XM，Wu J，et al，2020. Postprandial proximal gastric acid pocket and its association with gastroesophageal acid reflux in patients with short-segment Barrett's esophagus. Zhejiang Univ-Sci B（Biomed & Biotechnol），21（7）：581-589.

Sethi S，Richter JE，2017. Diet and gastroesophageal reflux disease：role in pathogenesis and management. Curr Opin Gastroenterol，33（2）：107-111.

Simadibrata DM，Lesmana E，Fass R，2023. Role of endoscopy in gastroesophageal reflux disease. Clin Endosc，56（6）：681-692.

Triadafilopoulos G，DiBaise JK，Nostrant TT，et al，2002. The Stretta procedure for the treatment of GERD：6 and 12 month follow-up of the U.S. open label trial. Gastrointest Endosc，55（2）：149-156.

Yuan LZ，Yi P，Wang GS，et al，2019. Lifestyle intervention for gastroesophageal reflux disease：a national multicenter survey of lifestyle factor effects on gastroesophageal reflux disease in China. Therap Adv Gastroenterol，12：1756284819877788.

第五章

儿童胃食管反流病的诊断与治疗

儿童胃食管反流可分为生理性和病理性两种，两者间并无绝对界限。

多数胃食管反流患儿，如1岁以内婴儿LES发育不成熟或神经肌肉协调功能差，反流屏障不完善，易出现胃食管反流，多表现为反流出现于日间餐时或餐后，又称溢乳，但患儿反流不严重，随着年龄增长，反流逐渐减轻，1岁左右自然缓解，未引起不良后果，生长发育不受影响，可视为生理性胃食管反流。由于LES的功能障碍和（或）与其功能有关的组织结构异常，以致LES压力低下而出现反流，如果患儿反流较重，可以发生于睡眠、仰卧位及空腹时，引起一系列食管内、外症状和（或）并发症的临床症候群，甚至影响正常生长发育，需要干预和治疗，可视为病理性，即GERD。随着直立体位时间和固体饮食的增多，到2岁时60%的患儿症状可自行缓解，部分患儿症状可持续到4岁以后。脑性瘫痪、唐氏综合征及其他原因的发育迟缓患儿，有较高的GERD发生率。

儿童GERD的发病机制与成年人类似，涉及GEJ抗反流屏障受损、食管清除能力下降、黏膜屏障功能降低、上消化道动力减弱等，因此在本章不再赘述。

一、儿童 GERD 临床特征

儿童GERD临床表现多样，在不同患者间差异较大，是一种异质性很高的疾病，轻重不一，与反流的强度、持续时间、有无并发症及患者年龄有关,特别是低龄儿童,其 GERD 表现明显有别于成人。临床表现分为反流症状、食管刺激症状及食管外症状三部分。反流症状在婴幼儿表现明显,主要为溢乳或拒食,而年长儿则表现为反酸、反食、嗳气。食管刺激症状包括胸骨后灼热、胸痛、吞咽困难等。这些表现可单独出现,也可伴随出现,有时反流症状常常被食管外症状掩盖,易被医师忽略,引起误诊。

胃食管反流基本是婴儿的正常生理现象,超过 2/3 的健康婴儿曾有过胃食管反流症状,仅表现为呕吐,多数患儿于出生后第 1 周即出现呕吐,另有部分患儿于出生后 6 周内出现症状,多发生在进食后,有时在夜间或空腹时,严重者呈喷射状,呕吐物为胃内容物,有时含少量胆汁,也有表现为溢乳、反刍或吐泡沫,随着胃肠道的发育,胃食管反流发生率降至 5% 以下。当胃食管反流引起一系列不良反应及其并发症时可诊断为 GERD,表现为拒食、复发性呕吐、体重增长缓慢、易激惹、睡眠障碍、呼吸系统症状(上呼吸道感染、喘息)、吞咽困难(吞咽痛)、弓背体位(尤其是喂养时),进食时有哽噎、咳嗽、恶心等症状。

儿童和青少年(1 ~ 18 岁)GERD 发病率较低。对于儿童和处于青春期的患者,强调全面了解病史、识别早期症状和彻底检查。年长儿呕吐以反胃、反酸、嗳气等症状多见,反胃是年长儿胃食管反流的主要症状。空腹时反胃为酸性胃液反流,称为反酸,但也可有胆汁、胰液溢出。发生于睡眠时的反流,常不被患者察觉,醒来可见枕上遗有胃液或胆汁痕迹。

儿童 RE 患者的常见症状如下:①胸骨后灼热,见于有表达能力的年长儿,位于胸骨下段,多为上腹部或胸骨后的一种温热感或烧灼感,典型情况下,多出现于饭后 1 ~ 2 小时,饮用酸性饮料可使症状加重;②咽下疼痛,婴幼儿表现为喂养困难、烦躁、拒食,年长儿诉吞咽时疼痛,如并发食管狭窄则出现严重呕吐和持续性吞咽困难;③呕血和便血,食管炎严重者可发生糜烂或溃疡,出现呕血或黑便症状,严重的反流性食管炎可发生缺铁性贫血;④胸痛,也见于年长儿,疼痛位于胸骨后、剑突下或上腹部,常放射到胸、背、肩、颈、下颌、耳和上肢,向左臂放射较多,少数患者有手和上肢的麻木感。

儿童GERD的食管外症状涉及呼吸系统、神经系统、口腔、耳鼻喉等，其中以呼吸系统表现最为突出。

1. 呼吸系统的症状 如反复呼吸道感染、慢性咳嗽、吸入性肺炎、哮喘、窒息、早产儿呼吸暂停等呼吸系统症状。

2. 咽喉部症状 如咽部异物感、咽痛、咳嗽、发音困难、声音嘶哑、喉喘鸣、喉炎等症状。

3. 口腔症状 如反复口腔溃疡、龋齿、多涎，是反流物刺激损伤口腔黏膜所致。

4. 全身症状 多见于贫血、营养不良患儿。营养不良因呕吐及食管炎引起喂养困难而营养摄取不足所致，主要表现为体重不增和生长发育迟缓、贫血。

儿童GERD还有一些少见症状：①婴儿哭吵综合征，指婴儿病理性胃食管反流伴神经精神症状，应激性增高，表现为易激惹、夜惊、进食时哭闹，烦躁不安；②Sandifer综合征，是指GERD患儿进食后呈现类似斜颈的一种特殊的"公鸡头样"的姿态，同时伴有胃食管反流、杵状指、蛋白丢失性肠病及贫血貌。

在此，引用《中国胃食管反流病多学科诊疗共识》中儿童GERD症状谱内容，如表5-0-1所示。

表5-0-1　不同年龄段儿童GERD的症状谱

年龄段	GERD症状谱
新生儿/婴儿	拒食
	复发性呕吐
	体重增长缓慢
	易激惹
	睡眠障碍
	呼吸系统症状（上呼吸道感染、喘息）
	吞咽困难（吞咽痛）
	弓背体位（尤其是喂养时）
	窒息、咳嗽或因进食而窒息

续表

年龄段	GERD 症状谱
1～5 岁	上腹痛和（或）烧心
	复发性呕吐
	体重减轻
	拒食
	吞咽困难（吞咽痛）
	喘息或呼吸困难
	复发性肺炎
	慢性鼻窦炎或中耳炎
	上气道症状（慢性咳嗽、声音嘶哑）
	牙腐蚀
	睡眠问题、疲倦、易激惹、行为问题、注意力不集中
6～18 岁	烧心
	上腹痛
	反流 / 呕吐
	胸痛
	夜间疼痛（腹部、胸部）
	吞咽困难
	酸嗝
	恶心
	夜间咳嗽
	喘息
	复发性肺炎
	清嗓、咽痛、声嘶、口臭
	慢性鼻窦炎或中耳炎
	喉炎
	牙腐蚀
	睡眠问题、疲倦、易激惹、行为问题
	注意力不集中

二、儿童 GERD 的辅助检查

GERD 的诊断主要依赖于病史及体格检查，辅助检查主要用于鉴别诊断及评估病情。

1. 上消化道钡剂造影　可对食管形态、运动情况、钡剂的反流、食管与胃连接部的组织结构做出判断，并能观察到是否存在食管裂孔疝，以及严重病例的食管黏膜溃疡、狭窄等改变。不推荐将钡剂造影常规用于诊断儿童 GERD，但可用于除外解剖结构异常，如食管裂孔疝、贲门失弛缓症、胃扭转等疾病。对于抗反流术后症状无明显缓解者，钡剂造影可辅助判断手术效果。GERD 上消化道钡剂造影诊断标准为 5 分钟内出现 3 次以上反流。

2. 超声检查　不推荐将超声检查用于诊断儿童 GERD，但可用于除外解剖结构异常。

3. 胃镜检查　同成年人一样，儿童 GERD 根据胃镜下食管黏膜表现分为三类：NERD、RE 和 BE。无论治疗与否、治疗反应如何，三型可相对独立，之间并没有明确的转化关系。儿童时期 BE 发生率远低于成年人，成年人 BE 腺癌风险是普通人群的 30～50 倍，但儿童期 BE 腺癌罕见。

目前不推荐将胃镜检查常规用于诊断儿童 GERD，但胃镜联合病理检查可用于评估 GERD 相关并发症，排查有无其他原因所致黏膜病变，并为进一步治疗提供依据。

4. PPI 诊断试验　2018 年北美儿科胃肠病学、肝病学和营养学协会（NASPGHAN）/ 欧洲儿科胃肠病学、肝病学和营养学会（ESPGHAN）指南不推荐将 PPI 诊断试验用于诊断婴儿 GERD，也不推荐将其用于诊断以食管外症状为主要表现的儿童 GERD，但推荐将疗程 4～8 周的 PPI 诊断性治疗应用于有典型 GERD 症状的儿童。对于 PPI 治疗耐受程度差或疑患 GERD 可能性较低的患儿，也可采用疗程 2～4 周的诊断性治疗。

5. 食管反流监测　2018 年 NASPGHAN/ESPGHAN 指南推荐将 pH-阻抗监测用于以下情况：①判断不适症状持续与酸反流或非酸反流的关系；②判断酸反流或非酸反流与食管炎发生及其他 GERD 相关症状或体征的关系；③评估抑酸治疗效果；④鉴别非糜烂性反流病、食管高敏感及功能性烧心。pH-阻抗监测的时机根据监测目的而定，若为评估抑酸治疗效果，可在治疗过程中进行。若为判断不适症状与反流发生的关系，则应在非治疗期进行。研究显示，食管 pH-阻抗监测对于 GERD 的检出率优于单纯 pH 监测，同时可分析反流物的形态（气体反流、液体反流和混合反流）和性质（酸反流和非酸反流），具有较好的安全性和耐受性。

6. 食管测压　测压有助于了解食管运动情况及 LES 功能。食管测压可以显示 LES 压力低下、频发 LES 松弛及食管蠕动收缩波幅低下等。对于 LES 压力正常的患儿建议连续测压，动态观察食管运动功能。食管测压不建议作为儿童 GERD 的诊断依据，仅推荐用于排除其他食管动力异常、科研和治疗前后的评估。Loots 等研究发现通过食管测压可预测胃底折叠术后并发症（吞咽困难），此外高分辨率食管测压可用于鉴别反刍综合征。

7. 反流生物标志物　目前国外指南不推荐将现有的生物标志物（唾液胃蛋白酶、食管胆红素值、肺泡灌洗液载脂巨噬细胞指数）用于诊断儿童 GERD。食管胆红素值监测对于十二指肠胃食管反流具有一定诊断价值，但由于监测期间需要禁食，因此该检查的灵敏度和特异度较低。

8. 胃食管同位素闪烁扫描　口服或胃管内注射含 ^{99m}Tc 标记的液体，应用 γ 照相机测定食管反流量，可了解食管运动功能。胃食管反流指数（RI）≥ 3.5% 提示存在 GERD。不推荐将胃食管同位素闪烁扫描用于诊断儿童 GERD，但胃食管同位素闪烁扫描可用于排查有无胃排空延迟及反流物误吸。

三、儿童 GERD 诊断和鉴别诊断

（一）儿童 GERD 诊断

GERD 在不同年龄段的儿童中，临床症状多样，缺乏特异性，仅凭临床症状有时难以与其他引起呕吐的疾病相鉴别，即使是存在胃食管反流，也难以区分是生理性还是病理性反流。因此需要综合分析后确定诊断，尤其是无明显系统性疾病的频繁呕吐、咽下困难、胸痛、喂养困难、反复呼吸道感染、难治性哮喘、不明原因营养不良和生长发育迟缓、原

因不明的哭吵、贫血、反复出现窒息、呼吸暂停等症状时，都应考虑 GERD 的可能。

针对不同情况，选择必要的辅助检查以明确诊断。对于无条件进行相关检查或不能配合的患儿家属，可以采用诊断性治疗，如患儿症状在治疗后显著缓解，在排除其他因素后也支持 GERD 诊断。

（二）儿童 GERD 鉴别诊断

对儿童 GERD 进行鉴别诊断时，应认真询问病史和进行体格检查，然后选择适当的诊治技术。对以呕吐为主的患儿，应鉴别消化道畸形、牛奶蛋白过敏症、神经系统及代谢异常等；对以胸痛为主的患儿，应除外心源性疾病和纵隔疾病；对于难治性食管炎，应鉴别嗜酸性粒细胞性食管炎、药物性食管炎和其他食管动力异常等。

1. 嗜酸性粒细胞性食管炎 其临床表现与 GERD 相似，无特异性，而且各年龄段表现差异大，婴幼儿主要表现为吐奶和喂养困难，大龄儿童则主要表现为呕吐和胸痛。内镜为主要诊断手段。胃镜下可表现为食管黏膜沟犁样或气管环样改变，管腔狭窄，多部位、多点活检可发现黏膜内嗜酸性粒细胞数升高。治疗主要包括饮食回避、局部激素及并发症处理等。由于反流本身可以导致食管黏膜内嗜酸性粒细胞的聚集，因此对于活检病理发现黏膜内嗜酸性粒细胞数升高者，应该首先给予足量抑酸药物治疗 8 周，之后复查黏膜活检，如果食管内嗜酸性粒细胞数显著下降，提示诊断为 GERD 继发的食管嗜酸性粒细胞增多，而不能诊断为嗜酸性粒细胞性食管炎。

2. 贲门失弛缓症 是指食管下括约肌松弛障碍导致的食管功能性梗阻。婴幼儿表现为喂养困难、呕吐，重症可伴有营养不良、生长发育迟缓。年长儿诉胸痛和烧心感、反胃。通过 X 线钡剂造影、内镜和食管测压等可确诊。

3. 以呕吐为主要表现的新生儿、小婴儿 应排除消化道器质性病变，如先天性幽门肥厚性狭窄、胃扭转、肠扭转不良等梗阻性疾病。

4. 对反流性食管炎伴并发症的患儿 必须排除由物理性、化学性、生物性等致病因素引起的组织损伤而出现类似症状。

四、儿童 GERD 治疗方案

儿童 GERD 的治疗取决于病因、年龄段和严重程度。对于无并发症的婴儿可先采用体位和饮食治疗，对于早产儿及有明显症状的年长儿应采用药物和其他治疗。治疗目的：缓解症状，改善生活质量，防治并发症（营养不良、发育迟缓、出血和食管狭窄等）。其中年龄及治疗方式是影响儿童 GERD 预后的相关因素，1 岁以上发病的儿童预后较 1 岁之内发病的婴儿预后差，容易出现发育不良，不规律治疗是儿童 GERD 预后的危险因素。

1. 体位治疗　喂养后将患儿竖起 1 ～ 2 小时，睡眠时将床头抬高 15° ～ 30°（15 ～ 20cm）。虽然有文献提示俯卧位可以通过改善胃排空减轻 GERD 症状，但俯卧位有增加婴儿猝死的可能，目前不推荐俯卧位睡眠。婴儿的最佳体位为仰卧位，但为防止婴儿猝死综合征的发生，睡眠时应采取左侧卧位。儿童在清醒状态下最佳体位为直立位和坐位，睡眠时保持左侧卧位及上体抬高，减少反流频率及反流误吸。睡前 2 小时不进食有助于改善症状。

2. 饮食治疗　适当增加饮食的稠厚度，少量多餐，增加婴儿喂养次数，人工喂养儿可在奶中加入淀粉类食物或进食谷类食品，避免过饱喂养。年长儿亦应少量多餐，以高蛋白低脂肪饮食为主，睡前避免进食，睡前 2 小时不予进食，保持胃处于非充盈状态，避免食用降低 LES 压力和增加胃酸分泌的食物，如咖啡、酒类、酸性饮料、高糖食品、高脂食品、巧克力和辛辣食品。低脂、低糖饮食，避免过饱。肥胖患儿应控制体重，不吸烟及避免被动吸烟。

3. 药物治疗　适用于症状明显、体位和饮食治疗无效的患者，主要基于降低胃内容物酸度和促进上消化道动力，但使用时应注意药物的适用年龄及不良反应。常用药物有抑酸剂、胃肠促动力剂和黏膜保护剂等。

（1）抑酸剂：通过抑制胃酸分泌，以减轻反流物对食管黏膜的刺激，控制 GERD。疗程 8 ～ 12 周，推荐降阶梯方案，先应用较大剂量的 PPI[1.0mg/（kg·d）]4 周，病情改善后减量至标准剂量 0.5mg/（kg·d）。无效者可适当增加 PPI 剂量或延长用药时间，或改用其他 PPI。儿童常用的 PPI 包括奥美拉唑、兰索拉唑、泮托拉唑和埃索美拉唑，目前雷贝拉唑已经推荐用于儿童，15kg 以上儿童为 10mg，每天 1 次，而 15kg 以下儿童为 5mg，每天 1 次。奥美拉唑 0.5 ～ 1.0mg/（kg·d），早餐前半小时顿服。

（2）胃肠促动力剂：GERD 是上消化道动力性疾病，促动力剂是通过改善食管和胃动力，减少胃内容物反流，从而减轻食管酸暴露，疗程 4 周。多潘立酮能增加胃排空，但对食管动力的改善尚有争议，每次 0.2 ～ 0.3mg/kg，每天 3 次，饭前 15 ～ 30 分钟服用。甲氧氯普胺可引起锥体外系不良反应，儿科很少应用。

（3）黏膜保护剂：常作为抑酸药物的辅助治疗药物，通过与黏膜结合形成屏障，保护食管黏膜免受胃和十二指肠反流物的侵蚀，疗程 4 ～ 8 周。常选用硫糖铝、碳酸铝镁、蒙脱石散剂、枸橼酸铋钾和 L- 谷氨酰胺呱仑酸钠（麦滋林）等，其中碳酸铝镁对胆汁反流有较好疗效。

4. 抗反流手术　大部分儿童经调整体位、饮食方式和药物治疗后，症状可得到缓解。对于症状持续不能缓解的 GERD 患者，或合并胃食管连接处抗反流屏障异常者，可行抗反流手术。目前抗反流手术分为内镜微创治疗和外科腹腔镜治疗，治疗原则和方法同成年人，详细见第五章第三节和第四节。

此外，针对患儿进行心理安抚和疏导，协助其克服紧张、焦虑等不良情绪和心理，保持乐观、积极的心态，充分配合临床治疗。有效缓解和改善父母与患儿的不良心理状态同样能改善反流的症状。

（秦四梅　陈小荣　吴　敏）

参 考 文 献

方浩然，李中跃，2019. 2018 年北美及欧洲小儿胃肠病、肝病和营养协会儿童胃食管反流及胃食管反流病临床指南解读. 中华儿科杂志，5（3）：181-186.

傅宏娜，2011. 儿童胃食管反流病诊断治疗研究进展. 国际儿科学杂志，38（5）：458-461.

孔慧斐，2022. 儿童胃食管反流病的临床特征和发病因素分析. 中国妇幼保健，37（6）：1043-1045.

宁慧娟，马昕，朱丹，等，2022. 24h 多通道腔内阻抗 -pH 监测在儿童胃食管反流病的应用和诊断价值研究 . 中华儿科杂志，60（12）：1312-1316.

宁慧娟，钟雪梅，张艳玲，等，2023. 儿童胃食管反流病发病的影响因素分析 . 中华全科医师杂志，22（6）：603-607.

殷润开，赵瑞芹，白革兰，等，2019. 小儿胃食管反流病相关危险因素的分析 . 中国医师杂志，21（6）：898-900.

中国医疗保健国际交流促进会胃食管反流多学科分会，2020. 中国胃食管反流病多学科诊疗共识 . 中华胃食管反流病电子杂志，7（1）：1-28.

《中华儿科杂志》编辑委员会，中华医学会儿科学分会消化学组，2006. 小儿胃食管反流病诊断治疗方案（试行）. 中华儿科杂志，44（2）：96.

Lightdale JR，Gremse DA，2013. Gastroesophageal reflux：management guidance for the pediatrician. Pediatrics，131（5）：e1684-e1695.

Rosen R，Vandenplas Y，Singendonk M，et al，2018. Pediatric gastroesophageal reflux clinical practice guidelines：joint recommendations of the North American Society for Pediatric Gastroenterology，Hepatology，and Nutrition and the European Society for Pediatric Gastroenterology，Hepatology，and Nutrition. J Pediatr Gastroenterol Nutr，66（3）：516-554.

Vandenplas Y，Rudolph CD，Di LC，et al，2009. Pediatric gastroesophageal reflux clinical practice guidelines：joint recommendations of the North American Society for Pediatric Gastroenterology，Hepatology，and Nutrition（NASPGHAN）and the European Society for Pediatric Gastroenterology，Hepatology，and Nutrition（ESPGHAN）. J Pediatr Gastroenterol Nutr，49（4）：498-547.

第六章

胃食管反流病的患者教育管理与科普宣传

　　胃食管反流病具有慢性病程、症状反复发生的特点，并且多种因素（如饮食肥胖、生活方式）对症状发作具有重要促进作用，所谓防患于未然，患者的长期教育管理对预防反流发生、提高治疗效果、防止并发症的发生具有非常重要的意义。

　　患者教育管理分为门诊教育、住院教育。门诊教育是指在门诊诊疗过程中对患者进行的健康教育。由于门诊患者流动性、差异性大，不可能针对每位患者的需求开展健康教育。门诊教育方式有候诊教育、随诊教育、咨询教育、健康教育处方（图6-0-1）。候诊教育指在患者候诊期间，针对候诊知识及该科常见疾病的防治所进行的健康教育，很多医疗机构采取视频滚动播放、免费宣传页等方式对候诊期间的患者进行健康教育。随诊教育指在诊疗过程中医护人员根据病情对患者进行的口头教育和指导，由于门诊接诊患者较多，口头随诊教育的时间很有限，建议可以采用提前制作好的健康教育处方对患者所患疾病的相关知识进行科普教育。咨询教育指医护人员对门诊患者或家属提出的有关疾病与健康的问题进行解答，接诊医护需要耐心、详细地回答患者及家属的疑问，有效的治疗方案从答疑开始，这样可以提高患者对医生的信任度和满意度，进而提高患者对处方的依从性，提高治疗效果。健康教育处方指在诊疗过程中以医嘱的形式对患者的行为和生活方式给予指导。GERD患者的门诊教育侧重于疾病的特点、饮食、体重、不健康生活习惯、心理疏导、用药方法及疗程、复查注意事项等方面进行教育，及时排除患者对疾病和长期服药的心理顾虑，改善患者的身心健康水平。

胃食管反流病健康教育处方

■ 怎么吃?

（1）避免酸、甜、辛辣刺激饮食及可诱发反酸/烧心的食物

（2）规律饮食，避免过饱

（3）多谷物、蔬菜、水果，少蛋肉、高糖食品

■ 怎么睡?

睡前2～3小时不进食、左侧卧位、

适当抬高床头（可使用抗反流床垫）

■ 还有什么需要注意?

戒烟戒酒身体好，感情不需烟酒表

减重减肥变漂亮，反流跟着也减少

睡眠是人生命线，乐观心态也治病

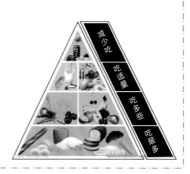

图 6-0-1　胃食管反流病健康教育处方

大部分 GERD 患者是在门诊进行诊治，GERD 症状较重、合并并发症、需要进行内镜治疗或外科手术的患者，可能需要住院，并接受住院教育。住院教育是指在住院治疗期间对患者进行的健康教育。由于患者住院时间相对较长，医护人员对患者比较了解，可根据患者的病情、心理变化进行有针对性的教育。住院教育主要包括入院教育、病房教育和出院教育。入院教育指医护人员在患者入院时对患者及家属进行的教育。入院教育的主要内容是医院的有关规章制度、熟悉环境、配合治疗。病房教育指医护人员在患者住院期间进行的教育，主要包括 GERD 病因、发病机制、症状、并发症、治疗原则、生活起居、饮食等知识，以提高患者的依从性。出院教育指医护人员在患者出院时进行的教育，主要包括医疗效果、病情现状、继续用药、定期复查等注意事项，以帮助患者出院后继续巩固疗效、防止复发。

科普又称大众科学或普及科学，是指利用各种传媒以浅显的、通俗易懂的方式让公众接受自然科学和社会科学知识、推广科学技术的应用、倡导科学方法、传播科学思想及弘扬科学精神的活动。换句话说，

科普活动是指某个专业人士或专业机构向"外行人"普及行业内的科学知识的过程。对医疗知识的不了解是很多患者恐慌、焦虑的原因之一，同时医疗知识的不对等性是医患矛盾形成的原因之一。医疗知识科普是促进健康中国、提高民众健康生活理念、预防慢性病发生发展的重要措施。科普教育也能有效遏制各种非专业人员以销售药品、保健品为目的的非科学的宣传。医护人员拥有丰富的医疗科学知识，但既往的工作中心在于治病救人，在一定程度上忽略了大众科普的重要性，将工作重心前移至医疗科普方面，向社会大众普及科学知识，将治病的关口前移至防病。

开展科普活动，要考虑所传播专业知识的科学性、适用性和影响力。GERD 患病人数众多，在西方国家发病率较高，为 10% ～ 20%，而我国 GERD 患病人数高达总人口的 3.8%。GERD 具有病程长、症状反复发作、影响的部位和器官较多、患者心理健康受影响较常见，并且不同病程、不同症状的患者治疗方式不尽相同，包括短期药物治疗、间断按需药物治疗、长期药物治疗、内镜下微量射频治疗、内镜下贲门套扎治疗、腹腔镜下胃底折叠术等。综上所述，GERD 的诊断和治疗、患者管理过程中需要大量的科普教育工作。

对 GERD 疾病特点进行宣教时重点强调 GERD 是消化系统的一个常见病、多发病，患病人数较多，可以引起很多不适症状，但不良并发症相对较少，减轻患者的患病心理负担。GERD 的病因诱因方面强调：病因涉及食管功能下降、LES 压力下降、抗反流屏障功能减低、胃排空功能降低；诱因方面涉及肥胖、辛辣刺激饮食、诱发反流的食物摄入、不健康生活起居等。

GERD 与患者平时的饮食结构和生活习惯息息相关，因此必须改变患者不良的生活方式及饮食习惯，帮助患者建立和培养良好的饮食习惯和生活方式。

饮食习惯上，应嘱患者减少进食量，避免饱餐，尤其晚餐不宜过饱，睡前 2 小时避免进食。多项研究表明餐后胃动力可决定胃内容物在胃内的分布和排空，饱餐和快速进食可增加胃内压力，降低胃排空，加重胃食管反流。避免进食酸性饮料及刺激性调料、吸烟、饮酒等。碳酸饮料、烟、酒可使食管蠕动收缩波的频率下降，导致 LES 张力下降，加重反流。

避免进食使 LES 张力降低的食物，如高脂肪食物、巧克力、咖啡、大蒜等。烹饪以煮、炖、烩为主，尽量不用油炸和煎。食物中可以适当增加蛋白质，如瘦肉、牛奶、鸡蛋清等。进食粗纤维饮食，保持大便通畅，避免增加腹内压力。

生活习惯方面，鼓励患者积极运动，注意减少使腹压增高的因素，如肥胖、便秘、咳嗽、穿紧身衣服、餐后弯腰、搬重物等，避免诱发或加重食物反流。每餐后散步，避免餐后立即坐位不动或卧床。将床头抬高 15～20cm，取左侧卧位，可有效防止或减轻夜间胃食管反流，反流入食管内的反流液可刺激咽部，甚至反流入气管引发咳嗽、哮喘、喉头痉挛等消化道以外的表现。抬高床头、取半卧位（上肢高举或放于枕下）是利用身体重力、腹压降低使膈肌下降，从而降低跨膈压力及胃内压力。左侧卧位是利用胃解剖特点促进胃排空。

固定式脚踏车、跑步、举重训练等运动可能通过增加腹压而促进反流发生，但这种相关性主要出现于肥胖 GERD 患者。运动引发反流事件主要表现为烧心 / 反流，症状是短暂的，并无明显并发症，其与哮喘、气管痉挛、胸痛或缺血性心脏病之间的相关性并非由反流介导。

需要注意对 GERD 患者建立长期的随访机制，利用如今日益强大的网络平台建立随访微信群，筛选、编写合适的科普文章定期推送，实时在微信群中进行线上答疑，定期进行有针对性的宣教会和义诊活动，由当地 GERD 领域较为权威的诊疗专家以口语化＋案例的形式为患者进行 GERD 疾病诊断、治疗、预防和生活干预等方面的讲解，对患者建立 GERD 整体认知、提升诊疗信心、缓解症状、延长复发时间等均有正面效果。

患者健康管理、科普宣传是长期的工作内容，这点不同于临床诊治工作，因此健康管理和科普宣传的关键点在于持之以恒、细水长流。

（汤泊夫　王觅柱）

中英文缩略语

（按照在文中出现顺序排序）

中文全称	英文全称	英文缩略语
胃食管反流病	gastroesophageal reflux disease	GERD
反流性食管炎	reflux esophagitis	RE
非糜烂性反流病	non-erosive reflux disease	NERD
Barrett 食管	Barrett esophagus	BE
咽喉反流	laryn-gopharyngeal reflux	LPR
食管上括约肌	upper esophageal sphincter	UES
咽喉反流性疾病	laryngopharyngeal reflux disease	LPRD
胃食管喉气管综合征	gastroesophago-laryngotrachealsyndrome	GELTS
胃食管交界区	gastroesophageal junction	GEJ
胃食管气道反流性疾病	gastroesophageal airway reflux disease	GARD
反流性咳嗽	gastroesophageal reflux related cough	GERC
反流性哮喘	gastroesophageal ref-lux related asthma	GERA
食管下括约肌	lower esophageal sphincter	LES
鳞柱状上皮交界	squamous-columnar junction	SCJ
一过性食管下括约肌松弛	transit lower esophageal sphincter relaxation	tLESR
膈脚	crura of diaphragm	CD
酸暴露时间	acid exposure time	AET
食管裂孔疝	hiatal hernia	HH
餐后近端胃内酸袋	postprandial proximal gastric acid pocket	PPGAP
质子泵抑制剂	proton pump inhibitor	PPI
24 小时多通道腔内阻抗 -pH	24h multichannel intraluminal impedance-pH	24h MII-pH

续表

中文全称	英文全称	英文缩略语
功能性烧心	functional heartburn	FH
体重指数	body mass index	BMI
高分辨率测压	high resolution manometry	HRM
食管反流高敏感	esophageal reflux hypersensitivity	ERH
夜间胃食管反流	nocturnal gastroesophageal reflux	nGER
反流性疾病问卷	reflux diagnostic questionnaire	RDQ
胃食管反流病问卷	gastroesophageal reflux disease questionnaire	GerdQ
反流症状评分量表	reflux symptom index	RSI
反流体征评分量表	reflux finding score	RFS
健康调查量表36	36-item short form health survey	SF-36
生活事件量表	life event scale	LES
胃肠道症状评定量表	gastrointestinal symptom rating scale	GSRS
患者健康问卷15	patient health questionnaire-15 item	PHQ-15
汉密尔顿焦虑量表	Hamilton anxiety scale	HAMA
汉密尔顿抑郁量表	Hamilton depression scale	HAMD
患者健康问卷9	patient health questionnaire-9 items	PHQ-9
广泛性焦虑障碍量表	general anxiety disorder	GAD-7
焦虑自评量表	self-rating anxiety scale	SAS
抑郁自评量表	self-rating depression scale	SDS
心理社会指数	psychological stress index	PSI
心身症状量表	psychosomatic symptoms scale	PSSS
匹兹堡睡眠质量指数	Pittsburgh sleep quality index	PSQI
睡眠状况自评量表	self-rating scale sleep	SRSS
胃食管阀瓣	gastroesophageal flap valve	GEFV
上皮内乳头状毛细血管袢	intraepithelital papillary capillary loop	IPCL
细胞间隙增宽	dilation of inter cellular space	DIS
电子染色内镜	digital chromoendoscopy	
窄带成像术	narrow band imaging	NBI
联动成像技术	linked color imaging	LCI
富士能智能电子分光技术	Fuji intelligent chromo-endoscopy	FICE
共聚焦激光显微内镜	confocal laser endomicroscopy	CLE

中文全称	英文全称	英文缩略语
高分辨率阻抗测压	high resolution impedance manometry	HRIM
完整松弛压力	integrated relaxation pressure	IRP
食管内部压力	intrabolus pressure	IBP
收缩减速点	contractile deceleration	CDP
远端收缩延迟时间	distal latency	DL
远端收缩积分	distal contratile integral	DCI
吞咽松弛窗	deglutitive relaxation window	
压力反转点	pressure inversion point	PIP
呼吸反转点	respiratory inversion point	RIP
症状指数	symptom index	SI
症状联合概率	symptom association probability	SAP
反流后吞咽诱发的蠕动波	post reflux swallow induced peristaltic wave	PSPW
食管平均夜间基线阻抗	mean nocturnal baseline impedance	MNBI
食管旁疝	paraesophageal hernia	PEH
食管裂孔表面积	hiatal surface area	HSA
晚餐 - 睡眠间隔时间	dinner-bedtime interval	DBI
H_2 受体阻滞剂	histamine-2 receptor antagonists	H2RA
钾离子竞争性酸阻滞剂	potassium-channel acid blocker	P-CAB
夜间酸突破	nocturnal acid breakthrough	NAB
经口无创胃底折叠术	transoral incisionless fundoplication	TIF
内镜下贲门缩窄术	peroral endoscopic cardial constriction	PECC
难治性胃食管反流病	refractory gastroesophageal reflux disease	rGERD
抗反流黏膜切除	anti reflux mucosectomy	ARMS
腹腔镜下 Nissen 胃底折叠术	laparoscopic Nissen fundoplication	LNF
三环类抗抑郁药	tricyclic antidepressant	TCA
5- 羟色胺	5-hydroxy tryptamine	5-HT
选择性 5- 羟色胺再摄取抑制剂	selective serotonin reuptake inhibitor	SSRI
5- 羟色胺与去甲肾上腺素再摄取抑制剂	serotonin and noradrenaline reuptake inhibitor	SNRI
去甲肾上腺素和特异性 5- 羟色胺受体拮抗剂	noradrenaline and specific serotonin receptor antagonist	NASSA